作業療法士　理学療法士

臨床実習ガイドブック

京極 真・鈴木憲雄 編著

誠信書房

は じ め に
―― 本書を読めば臨床実習がもっと実り多きものになる ――

　本書は，作業療法士・理学療法士を目指す学生が，臨床実習で抱きやすい不安・疑問を少しでも解決することを目的にして書かれました。
　ほとんどの学生は，「もしも実習がうまくいかなかったらどうしよう」実習指導者に嫌われずにやっていけるだろうか」などと心配していると思います。正直に言うと，私も学生のころは臨床実習が嫌いでした。先生や先輩から前もって聞かされた内容は「実習中はほとんど寝られない」「実習指導者との相性が悪いと不合格にされる」などといったものでしたし，実際に行ってみてもその思いにあまり変化は起きませんでした。
　大きな声では言いにくいのですが，臨床実習を終えた私の頭によぎった言葉は，「もう二度と行かへんで！」というものでした。知りあいのなかには，臨床実習終了後，作業療法士・理学療法士に失望して別の職業を選んだ人もいました。私は去りゆく友の背中を見つめながら，「『教育』であるはずの臨床実習が希望を奪うようなものでいいのか」と不遜にも思いました。もちろん「臨床実習が一生の想い出になった」という人もいましたが，当時の私にはピンときませんでした。
　月日は流れ，今度は私が学生を教育する立場になりました。学生たちと話していて気づいたことは，私が学生時代に抱いた不安・疑問は特殊なものではなく，程度の差はあるものの多くの学生が味わいがちな，そして解決することが求められる課題であるということでした。もちろん，学生が抱くすべての不安・疑問を解決することはできませんし，その必要もないと思います。私自身がそうであったように，不安・疑問を原動力に奮起する学生もいるからです。
　ただ見逃してはいけないのは，すべての不安・疑問が肯定的に作用する

わけではないということです．学生によっては，不安・疑問にからめとられて，臨床実習に全力で取り組めなくなることもあるし，それによって作業療法士・理学療法士への道を断念する者もいるからです．だから，多少なりとも不安・疑問を解決できる可能性を提供したほうが，学生にとっても，実習指導者や養成校教員にとってもメリットが多いことでしょう．

　それにしても，学生にとって臨床実習は，どうして不安・疑問が尽きなくて，そしてこんなにも大変なのでしょうか．理由はいくつか考えられるのですが，学生の立場からすると，臨床実習の全体を通して一般的にどのような困難に直面するのかがよくわからない，という問題点があると思います．養成校教員や先輩たちは，学生に気合いを入れる意図もあって，ちょっと大げさに体験談を伝えることもあり，臨床実習が都市伝説のようになってしまうことも少なくないでしょう．私の感度でいえば，学生はそういう状況下に置かれると，想像力をかきたててしまい，自らの手で不安・疑問を大きくしてしまいます．

　もう一つは，臨床実習について熟知している人がなかなか身近にいない，という問題点があると思います．近年，養成校はバクハツ的に増えていて，それで良かったこともあるのですが，その一方で，学生の臨床実習に関する不安・疑問をうまく解決できる先生方から，適切なアドバイスをもらいにくくなったのではないかと思います．もしも，不安・疑問で身動きがとれなくなった学生に対して，「私たちは気合いと根性で乗り切ってきたのだから，あなたたちもがむしゃらに頑張りなさい！」とムチ打つのみの教員や実習指導者がいたとしたら，それは良質な教育とは言いがたいのではないでしょうか．自分たちが味わってきた苦労を学生に申し送るだけでは，教育に携わる者としてはまったく深化がない，と私は思います．

　本書は，以上のような問題をクリアーにするために，臨床実習教育に心血を注いできた作業療法士・理学療法士を執筆陣に迎え，臨床実習の全体像を押さえつつ，学生の不安・疑問に対して一定の回答を提示する構成に

しました．本書で提示された不安・疑問はすべて，①臨床実習を間近に控えた学生，②臨床実習中の学生，③臨床実習を終えた学生を対象にしたアンケート調査で得たものから，私と鈴木憲雄さんが，共通する内容に焦点化して抽出したものです．どのページから読みはじめても，学生たちが抱えるリアルな不安・疑問が散りばめられ，それに対して各執筆者が自身の持ち味を活かしつつ核心を突いた解答を提示しようと試みていると思います．そのため，本書は，学生だけでなく，新任の教員や実習指導者にとっても参考になる内容ではないかと思います．私たち作業療法士・理学療法士は，臨床家としてトレーニングを受けているものの，教育者として求められる知識や技術についてはほとんど教育されていないのが現状であり，学生が抱く不安・疑問に対してどう教育的に応えるべきかを，十分に理解していないことも多いと思われるためです．

　また，コラムでは，私の友達で気鋭の教育哲学者でもある苫野一徳さんを迎えて，偉大な教育哲学者たちの議論から誰でも理解できる「原理」を取り出してもらい，臨床実習をより有意義にするうえで役立つ視点を，平易に論じてもらいました．本書で取り上げた教育哲学者は，プラトン，ルソー，ヘーゲル，コンドルセ，デューイです．学生たちが臨床実習の意味を見失ったり，学習意欲を維持できなくなったときに，苫野さんの身体を通して現代によみがえった彼らの考え方が，力強くサポートしてくれることでしょう．

　本書は，わかりやすく書くことを重視したので，忙しい学生でも全体を読み終えるのに3日もかからないぐらい簡潔な内容になっていると思います．その成否は読者にゆだねるしかありませんが，わずかな努力で臨床実習を今よりも有意義にできるのは，本書以外にはないと自負しています．

編著者　京極　真

目　次

はじめに——本書を読めば臨床実習がもっと実り多きものになる……*iii*

第1章　臨床実習前 …………………………………………………… *1*

第1節　臨床実習の基礎知識 ——*2*

1. 臨床実習の目的…… *2*
   - ●何のために実習をするのですか？
2. 臨床実習の過程…… *5*
   - ●臨床実習の基本的な流れとは，どのようなものですか？
3. 実習は必須科目…… *8*
   - ●臨床実習に行かないで作業療法士，理学療法士になる方法はありますか？

第2節　臨床実習前の「実習」——*11*

1. 臨床実習指導者会議…… *11*
   - ●臨床実習指導者会議では，どのようなことを行うのですか？
2. 電話挨拶…… *14*
   - ●臨床実習施設への電話挨拶は，どのような点に注意すべきですか？

第3節　臨床実習前の呪縛を克服する方法 ——*17*

1. 事前準備…… *17*
   - ●臨床実習までに，どのようなことを準備しておけばいいですか？
2. 実習場所が遠隔地の場合に準備すべきこと…… *20*
   - ●臨床実習先が遠隔地の場合，特に準備しておくことはありますか？
3. 資料の選び方…… *23*
   - ●臨床実習中に必要になると思われる参考書等の資料は，どうやって

選べばいいですか？
 4. 学内教育の理想と現実……*26*
    - ●養成校で習った知識や技術は，臨床実習でも役立ちますか？
 5. 患者さんの全体像の把握……*29*
    - ●養成校で「患者さんの全体像を把握しなさい」と教わることが多いのですが，実際にはどうとらえれば患者さんの全体像を把握したといえるのですか？
 6. 臨床実習前からできる自己管理の方法①：体調管理編……*32*
    - ●臨床実習中の体調管理に向けて，臨床実習前からどのようなことをしておくといいですか？
 7. 臨床実習前からできる自己管理の方法②：持病編……*35*
    - ●持病がある場合，実習指導者にはあらかじめ報告しておいたほうがいいでしょうか？
 8. 臨床実習前からできる自己管理の方法③：不安編……*38*
    - ●何が不安かわからないくらい不安なときでも使える対処方法には，どのようなものがありますか？
 9. 臨床実習前からできる自己管理の方法④：性格編……*41*
    - ●人見知りをするなど，もともと不器用な性格の人が，臨床実習をうまく乗り切るためにはどうすればいいですか？

コラム1 教育とは何か（総論）……*44*
コラム2 プラトン：「よい」生き方を見つける……*47*

第2章 臨床実習中 ……………………………… *51*

第1節 初日の迎え方 ──*52*

 1. 初日の服装と持ち物……*52*
    - ●臨床実習初日の服装や持ち物はどうすればいいですか？

2. スタッフへの挨拶の仕方…… *55*
   ●実習指導者やほかの先生方にどう挨拶すればいいですか?
3. 自己紹介の仕方…… *58*
   ●患者さんと初めて会ったとき,どのように自己紹介すればいいですか?

第2節　臨床実習の実際 ——*61*

1. チーム医療を円滑に行う方法①:ケースカンファレンス編…… *61*
   ●ケースカンファレンスにはどう臨めばいいですか?
2. チーム医療を円滑に行う方法②:情報収集編…… *64*
   ●医師や看護師などの他職種から情報を得たい場合,どのようにして質問していけば,円滑なチーム医療につながりますか?
3. 評価と治療の準備…… *67*
   ●評価と治療の準備のコツはありますか?
4. 検査測定中の教科書の扱い方…… *70*
   ●教科書を見ながら検査や評価をしてもいいですか?
5. 治療計画立案の仕方…… *73*
   ●治療計画を立案するのに,ポイントってありますか?
6. 目標設定の留意点…… *76*
   ●目標設定は,どのようなことに注意して行えばいいですか?
7. 臨床実習中の技術向上…… *78*
   ●実技に自信がないのですが,臨床実習期間中に評価と治療の技術を向上させることはできますか? また,実習前にはどのようなことをしておくべきですか?
8. 未知の領域の患者さんへの対応…… *80*
   ●養成校で教わってきた評価や治療の知識では対応できない患者さんを担当しました。どのように対応すればいいですか?
9. 理論と実践のギャップ克服法…… *83*
   ●養成校で学んだことと臨床実習先で教わったことが違うのですが,

どうしたらいいですか？

10. **学生自身の訓練時間以外の過ごし方**……*86*
    - ●自分の訓練時間以外の過ごし方について，アドバイスはありますか？

11. **掃除・片づけの意味**……*89*
    - ●掃除や後片づけって，学生がやるものですか？

12. **休日の勉強会への参加**……*92*
    - ●日曜日の勉強会に誘われたのですが，参加しないとダメですか？

13. **病院行事への参加**……*95*
    - ●文化祭などの病院行事に行きたくないのですが，欠席しても大丈夫ですか？

14. **休息のコツ**……*98*
    - ●たまの日曜日ぐらいはリフレッシュしたいのですが，レポート作成などで結局忙しく過ごしてしまいます。臨床実習中の息抜きのコツはありますか？

15. **臨床実習中の就職活動**……*101*
    - ●臨床実習中に就職活動をする場合，注意すべきことはありますか？

第3節　患者さんとの関わり方 ——*104*

1. **信頼関係の築き方**……*104*
    - ●患者さんと治療的信頼関係を築くためのコツとか留意点は，どのようなものですか？

2. **間違いの訂正法**……*107*
    - ●患者さんに間違ったことを教えてしまった場合，どうすれば信頼関係を壊さずに間違いを訂正することができますか？

3. **治療拒否への対応法**……*110*
    - ●患者さんから「しんどいことはしたくない」と治療を拒否されました。どう対処すべきですか？

4. 患者さんが怒り出したときの対応…… *113*
　●昨日までずっと穏やかだった患者さんに，突然「学生のお前にオレの麻痺が治せるのか?!」と怒鳴られました。あまりに突然のことで頭が真っ白になりました。私はどう応えればよかったのでしょうか？

5. 指導法のコツ…… *115*
　●患者さんに合わせた指示の出し方には，どのようなやり方がありますか？

6. インフォームド・コンセントの留意点…… *118*
　●担当の患者さんにインフォームド・コンセントを行う際の留意点はありますか？

7. 担当外の患者さんから治療を求められたときの対応法…… *121*
　●担当していない患者さんから「わしも見てくれや」と言われたときは，どうすればいいですか？

8. 容態急変時の対処…… *124*
　●ベッドサイドで訓練中に，患者さんの容態が急変しました。どう対応すればいいですか？

9. 末期の患者さんとの向き合い方…… *127*
　●末期がんの患者さんから，「私はいつまで生きることができるの？」と聞かれて，答えに窮してしまいました。こういうときは，どうやって対応すべきですか？

10. 担当患者さんの死…… *130*
　●担当していた患者さんの病気が悪化して，臨床実習期間中に亡くなってしまいました。とてもショックで実習を続ける気持ちになれません。どうすればいいですか？

11. 患者さんに個人的な関わりを求められたときの対応法

　①：プレゼント編…… *133*
　●臨床実習終了日に患者さんからプレゼントを渡された場合，受け取ってもいいですか？

12. 患者さんに個人的な関わりを求められたときの対応法

　②：メールアドレス編……*136*

　●異性の患者さんから「メールアドレスを教えて」と言われました。どう答えたらいいですか？

第4節　実習指導者との関わり方 ——*139*

1. 上手なコミュニケーション法……*139*

　●緊張しすぎて実習指導者とのコミュニケーションの取り方がわかりませんが，どうすればうまくコミュニケーションできますか？

2. 先生方の対立場面……*142*

　●先生方（実習指導者を含む）によって言うことがまったく違い，ときに対立し合うため困っています。どう対応したらいいですか？

3. 長時間続くフィードバックへの対応……*145*

　●実習指導者のフィードバックが毎日夕方6時から夜11時ごろまであって，次の日まで疲れが残り，体力的にとても大変です。なんとかなりませんか？

4. 多忙な実習指導者への質問……*148*

　●実習指導者に相談したくても，とても忙しそうで質問するスキがありません。どうしたらうまく質問できますか？

5. あいまいなフィードバックへの対応……*151*

　●実習指導者からのフィードバックがあいまいで，自分の考え方ややり方が，正しいのか間違っているのかわかりません。どうすればいいですか？

6. 相談に乗ってもらえないときの対処……*154*

　●患者さんの問題点を明確に把握することができず，悩んだあげく実習指導者に相談しましたが，「自分で考えなさい」などと言ってまったく相談に乗ってくれません。どう対処すればいいですか？

7. 理解困難な指導への対応……*157*

　●実習指導者の指導内容が理解できません。どうすればいいですか？

8. わかりあえないときの対応…… *160*
    - 実習指導者と意見がかみ合わないのですが，こういうときはどう対応したらいいですか？
9. 課題が多すぎるときの対応…… *163*
    - 課題が多すぎてほとんど寝ることができません。そのため，臨床現場にいても頭がぼーっとして集中できません。このまま耐え抜くしかないのでしょうか？
10. 難しい課題への対応…… *166*
    - 実習指導者から学校で習ったことのない特殊な手技を行うよう指導されました。突然言われても初めての手技なので要領を得ません。どうすればいいですか？
11. 適性への疑問…… *169*
    - 実習指導者から「あなたは医療者には向いていないように思うんだけれど，あなた自身はどう思う？」と言われました。どう考えればいいですか？
12. 臨床実習中のパニック克服法…… *172*
    - 実習指導者の視線が気になって過度に緊張しすぎて，頭が真っ白な状態になってしまいました。とっさのパニック状態を回避するための対応策があれば，教えてください。

第5節　レポートの書き方 ── *175*

1. 基本的内容…… *175*
    - レポートには，基本的にどんなことを書けばいいですか？
2. 考察力の高め方…… *178*
    - 考察が書けません。どうすれば深く強く，考え抜けるようになりますか？
3. 提出期限に間に合わないときの対処…… *181*
    - レポートが途中までしか書けず，指定された期日に提出できそうにありません。どうしたらいいですか？

4. 日々の記録の仕方…… *184*
   - ●日々の患者さんの記録のポイントはありますか？
5. レジュメの書き方…… *187*
   - ●事例検討会で作成するレジュメは，どんなところに注意して書けばいいですか？
6. レポートに対するコメントへの対応…… *190*
   - ●レポートに書かれた実習指導者からの指摘には，どう対応すればいいですか？
7. 何を書けばいいのかわからないときの対策…… *193*
   - ●何を書けばいいかわからず，レポートがまったく手につきません。どうすれば少しでも書けるようになりますか？

第6節　ハラスメントへの対応 —— *195*

1. セクシャル・ハラスメント①：食事編…… *195*
   - ●異性の実習指導者から，一週間のうち何度も飲み会や食事に誘われて対応に困っています。どうしたらいいですか？
2. セクシャル・ハラスメント②：交際編…… *198*
   - ●実習指導者から交際を迫られました。私にはその気はまったくありませんが，断ると臨床実習を不合格にされそうで不安です。どうしたらいいですか？
3. パワー・ハラスメント①：人格攻撃編…… *201*
   - ●実習指導者から人間性を厳しく批判され続け，精神的に追い詰められてしまいました。私は価値のない人間なのでしょうか？
4. パワー・ハラスメント②：好き嫌い編…… *204*
   - ●実習指導者や他のセラピストから，「人としてあなたとは合わないから教えない」と言われました。どのように対応したらいいですか？
5. パワー・ハラスメント③：合否人質編…… *207*
   - ●「私の言うことを聞かなければ，臨床実習は中止ね」と言われてしまいました。どうすればいいですか？

第7節　実習成績評価の実際 ——210

1. 実習成績評価の視点…… 210
   - ●臨床実習では，実習生の何を評価されるのですか？

2. 休みと合否…… 213
   - ●養成校の先生から，「一日でも休んだら実習中止だ」と言われましたが，実際にはどれぐらい休んでもいいのでしょうか？

3. 実習中止①：リターンズ編…… 216
   - ●臨床実習の半ばで実習中止になりました。どういうケースであれば，臨床実習をやり直すことができるのですか？

4. 実習中止②：自己決定編…… 219
   - ●臨床実習が辛すぎて，継続していく意志がなくなりました。自分の意志で臨床実習を中止できますか？

5. 実習中止③：実習費編…… 222
   - ●臨床実習中止になりましたが，実習費などは返還されますか？

コラム3　ルソー：幸せになるために…… 225
コラム4　ヘーゲル：大人になるということ…… 228

第3章　臨床実習後 ……231

第1節　臨床実習後に臨床実習地と関わるコツ ——232

1. 病院行事への参加…… 232
   - ●臨床実習後に病院行事に誘われた場合は，参加したほうがいいですか？

2. 懇親会への参加…… 235
   - ●臨床実習終了後も，実習指導者から食事会や飲み会の連絡がある場合，参加したほうがいいですか？

3. お礼の手紙の書き方……*238*
    - ●お世話になった臨床実習先や実習指導者にお礼の手紙を書くときは，何をどう書けばいいのですか？
4. 就職活動・国家試験の合否の連絡……*241*
    - ●就職先や国家試験の合否が決まったら，臨床実習先には連絡しなければならないのですか？

第2節　反省と展望──*244*

1. 医療者への適性に悩んだときの克服法……*244*
    - ●臨床実習終了後に，自分が医療者に向いているのかどうかわからなくなりました。どうしたらいいですか？
2. 試練を克服する方法……*247*
    - ●最終的に臨床実習が不合格になりました。今後，私はどのようにすればいいですか？
3. 作業療法士・理学療法士になるために……*250*
    - ●臨床実習後，学生がやるべきことは何ですか？

コラム5　コンドルセ：何のために学校へ行くのか……*253*
コラム6　デューイ：なすことによって学ぶ……*256*

付　録

1. 事前に実習指導者へ電話をかけるときのフローチャート……*259*
2. 臨床実習「前日」チェックリスト……*260*
3. 臨床実習「初日朝」チェックリスト……*261*
4. 臨床実習「最終日」チェックリスト……*262*
5. 実習先へのお礼の手紙の文例……*263*

あとがき……*264*

第1章　臨床実習前

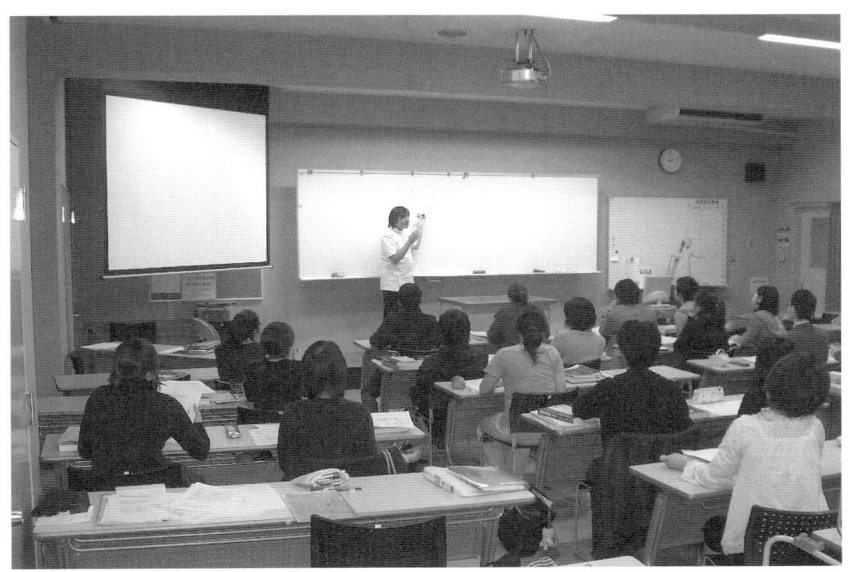

養成校での実習前勉強会

第1節　臨床実習の基礎知識

1. 臨床実習の目的

何のために実習をするのですか？

ワンポイント・アドバイス！

臨床実習は，今まで教室で学習してきたことを実践する場です。実習指導者から指導を受けて動くのではなく，学生自ら主体的に行動していきましょう。

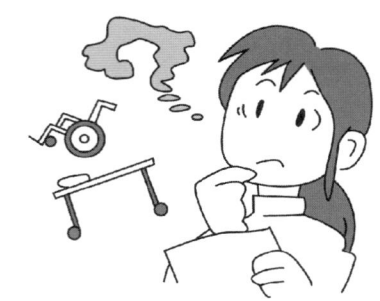

「何のために」と問われたらその答えは，「作業療法士・理学療法士として働きはじめるときに，より良い仕事ができるようになるため」というものになります。

●新しいことを学ぶには●

何か新しいことを身につけようとするときの学習方法は，たくさんあります。知識を身につけるのならば，人に教えてもらったり，参考書を読んだりする。また，今はインターネットやDVDなどの映像メディアを通して学習することもできます。実際に誰かが行っているところを見ながら学習する方法もあるでしょう。

●臨床実習の本質は体験学習です！●

しかし，知識の学習のみならず，実際の技術を身につけようとしたら，

自分自身が「体験学習」してみなければなりません。たとえば，こんなことを思いだしてみてください。皆さんが自転車に乗る練習を始めた日のことを。

「まず，両手でハンドルを握って，曲がるときにはその方向にハンドルを切って，止まるときにはブレーキを握る。もちろん前に進むときにはペダルをこいで……わかった？」

「うん！　わかった」

　ところが，実際に自転車に乗ってみると，前に進むどころか，何をやっていいのかもわからなくなり，すぐに転んで痛い思いをする。

「こんなはずじゃなかったのに……」

「今日はここまでにするか？」

「(悔しい) ……」

　頭ではわかっていても体がうまく応じない。こういうときは，実際に実践してみること以外で学習する方法はありません。臨床実習も基本的にはこれと同じで，臨床に出て患者さんを前にしたときに，より良い方法での実践ができるよう，実習指導者からの指導を受けながら，その方法を体験学習するために行います。

●専門職としてのアイデンティティを学ぶ●

　また，私たちが専門職としてなぜ存在することができるのでしょうか。患者さんの状態は千差万別です。それゆえ専門的な知識技術がなければ対応することはできません。また，千差万別であるがゆえにマニュアルは存在せず，患者さん一人ひとりに合った方法でアプローチしていかなければなりません。そのような柔軟な実践は，機械などでは決してできません。そこに専門職の存在意義があります。

●組織の一員としての役割を果たせるようになろう！●

　臨床実習では，実習指導者や患者さんとのコミュニケーションはもちろんのこと，事務的な仕事，組織のなかでの役割分担，患者さんの評価・治療等々，いろいろなことを体験学習していきます。その際，学生は実習指導者から言われて動くのではなく，自分自身でその組織のなかでどのように動いたらよいのかも考えながら実習に臨まなければなりません。

　また，今流行の言葉で表現すると，「空気を読む」ことも非常に大切です。この体験は，その場に自分自身を置かなければ決してできることではありません。空気を読むことの大切さは皆さんもよくご存じのことと思います。

●体験からの学びを大切にしよう●

　そして，最も大切なことは，体験をもとにして自分自身が学習することです。体験することと学習することはまったく違います。体験は一過性の経験で終わってしまいますが，その体験からいろいろなことを学習することで，その後，役に立つ知恵を得ることができるのです。それゆえに臨床実習が行われるのです。

●職業人を育成する使命●

　それに加えて，先輩のセラピストは職業集団として後輩の育成に努めるという，大切な役割を果たす必要があります。たとえば，日本作業療法士協会の倫理綱領に，「作業療法士は後輩の育成と教育水準の高揚に努める」と謳われています。個人レベルではなく，職業集団としてそのレベルを一定に保つことや向上していくためにも，また同じ志をもった仲間を職業人として育てるためにも，臨床実習は行われるのです。

（石井孝弘）

第1節　臨床実習の基礎知識

2. 臨床実習の過程

> 臨床実習の基本的な流れとは，どのようなものですか？

ワンポイント・アドバイス！

医師からの処方（指示）箋からスタートです。自分がどの行程にいるかを確かめながら進めましょう。

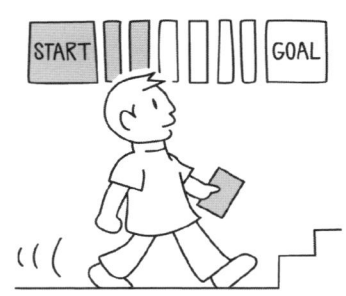

●**臨床実習の実施場所**●

　作業療法・理学療法ともに臨床実習は，医療機関で行われるのが基本です。つまり，一般に「病院」と呼ばれる施設が主たる実習地になります。ほかにも，介護老人保健施設や通所センターなどで行われることもあります。いずれの実習地でも，学生は1例から数例の患者さんを担当することになるでしょう。

●**臨床実習の基本的な流れ**●

　臨床実習は，下記の流れに沿って進めていくことがおおよその基本となります。
　(1)　作業療法・理学療法の始まり（医師から作業療法・理学療法の処方箋が出されます）
　(2)　評価計画の立案（情報収集，面接・観察，検査・測定の準備）

(3) 評価の実施(情報収集,面接・観察,検査・測定の実施)
(4) 評価結果の解釈と統合(利点と問題点の整理と焦点化)
(5) 治療計画の立案(治療目標,治療方法の検討と設定)
(6) 治療の実施(治療計画に基づいた治療の実施)
(7) 再評価(現状把握,治療効果の検討)
(8) 考察((2)〜(7)の反省,評価・治療方法の改善点の明確化,今後の方針の確定)

学生は,上記を参考に「自分が今どの位置にあるのか」を確認しながら実習に臨むと,「今やるべきこと」を理解できるようになると思います。

●臨床実習の総時間数●

学生は,臨床実習以外にも,見学実習や評価実習に行きます。これら実習の時期,期間,分野などの配分は,所属している養成校によって異なります。とはいえ,実習全体に費やす時間は最低810時間とされていますので,それ以下はありません(詳細は次項を参照)。特に作業療法では,世界作業療法士連盟(WFOT)の最低基準というものがあり,それによれば,実習の総時間は約1,000時間とされています。WFOTに認定されている養成校は,当然のことながら1,000時間程度の臨床実習を用意しているはずです。時間が増えるぶん,学習できることも増えますが,そのぶん精神的にも身体的にも大変になります。ですから,学生は「絶対にやりきるぞ!」という覚悟をもって臨んでください。

●実習の進行速度は実習先によって異なる●

さて,臨床実習の流れは,病院の特徴や実習分野によって緩急があります。たとえば,救急指定病院の場合,先に示した実習の流れは,とても早く展開されることになると考えておいてください。急性期の患者さんは,発症からの時間に応じた迅速な評価,治療が必要となります。また,短期

間で転院される場合も多く，入院後いつまでもその施設で治療を行うわけではありません．もし学生がこの早い流れについていけないのなら，せっかく患者さんを担当させていただいても，ある日突然，「さよなら～」という言葉も交わさずお別れになる場合もあります．

他方，大学病院の場合，民間の小規模の病院にはない高度の医療を展開しますし，研究に勤しむ場所でもありますが，救急指定病院ほど早い流れで実習が進むことは少ないのではないかと思います（大学病院の特徴によって大きく変わると思いますが）．とはいえ，大学病院の臨床実習では，重度の障害を抱えた患者さんや，非常に稀な疾患や障害を抱えた患者さんを担当する可能性があり，学生はより多くの知識と技術を要求される可能性があると考えておいてください．

また，作業療法学生は理学療法学生とは異なり，精神科の臨床実習も多く経験することと思います．精神科の場合，急性期の治療場面に学生が遭遇することはあまりなく，比較的ゆっくりと実習が進行すると思います．たとえば，私の経験では，2カ月の実習期間のうち2，3週間は評価のみを行うところもありました．身体障害の実習地では考えられないぐらいスローペースですよね．同様に，発達障害系も，子どものペースに合わせてゆっくり治療を展開していくよう心がけたほうがよいでしょう．

●自ら学ぼうとする姿勢が大切●

臨床実習を成功させるコツは，学内で学んだことを「実践する場」として臨床実習を認識することです．学生は技術的に未熟だと思われますが，それに臆することなくトライすることが，身を挺して待っていらっしゃる患者さんや実習指導者に報いる道だと思います．学生は決して受動的な学習態度にならず，自ら積極的にトライしてください．

（徳永千尋）

第1節　臨床実習の基礎知識

3. 実習は必須科目

> 臨床実習に行かないで作業療法士，理学療法士になる方法はありますか？

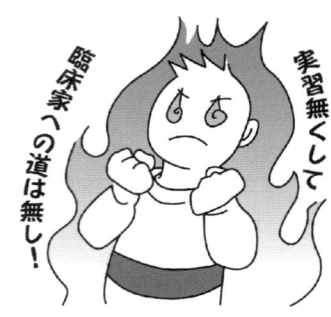

ワンポイント・アドバイス！

臨床実習に行かなければ作業療法士，理学療法士にはなれません。どうしても行きたくない人は，自信をもって進路変更しましょう。

●実習は養成課程の中心科目●

　残念ながら，作業療法士，理学療法士を目指す限り，臨床実習に行かないですむ方法は，まったくありません。「理学療法士作業療法士学校養成施設指定規則」で，臨床実習を終えなければ作業療法士，理学療法士になれないと決められているためです。

　表1-1を見ればわかるように，臨床実習は総単位数の約1/5にも及びます。臨床実習以外でこれほど多くの単位数が割り当てられた科目は，治療学を除きほかにありません。つまり，臨床実習は，作業療法士，理学療法士養成教育の中心的課題のひとつといっても過言ではないのです。

●発想の転換を●

　したがって，臨床実習に行かずに作業療法士，理学療法士になる方法を

表 1-1　最低限満たす必要のある教育内容と単位数

教　育　内　容		単位数
基　礎　分　野	科学的思考の基盤	14
	人間と生活	
専門基礎分野	人体の構造と機能及び心身の発達	12
	疾病と障害の成り立ち及び回復過程の促進	12
	保健医療福祉とリハビリテーションの理念	2
専　門　分　野	基礎作業療法学，基礎理学療法学	6
	作業療法評価学，理学療法評価学	5
	作業治療学，理学療法治療学	20
	地域作業療法学，地域理学療法学	4
	臨床実習	18
合　計		93

「理学療法士作業療法士学校養成施設指定規則」(http://law.e-gov.go.jp/htmldata/S41/S41F03502001003.html) を参考に作成

検討するよりも，「どうすればより有意義な臨床実習にすることができるのか」を考えたほうが，はるかに現実的だと考えられます。本書はそのために書かれたものですから，皆さんは本書の内容を参考にし，臨床実習をより良いものにするためのポイントを習得していただければと思います。

●即戦力を要求される現場●

それではなぜ，臨床実習は作業療法士，理学療法士養成教育のなかで重視されているのでしょうか。要点を言ってしまえば，作業療法士，理学療法士は，国家試験に合格すると，医師のように一定期間の研修を積むことなく，公的には一人前の臨床家として患者さんの前に送り出されるためです。つまり，現状では，昨日国家試験に合格したばかりの新人作業療法士，新人理学療法士でも，患者さんに対して，プロの臨床家としての責任

をもたざるを得ないシステムになっているのです。

●実習は真剣勝負●

私の感度からすれば，これはとても怖いことです。例えるなら，先日自動車運転免許を取得した人が，いきなりF1レーサーになってレースに出場するようなものだからです。だから，こうした現状は今後，改善が期待される点だと思うのですが，さしあたり現時点ではどうすることもできません。だからこそ，学生のあいだに実際の臨床現場で，最低限習得しておくべき知識や技術，そして臨床家としての立ち居振る舞いなどについて体験学習しておく必要があるのです。

●進路変更も選択肢のひとつ●

とはいっても，どうしても臨床実習に行きたくない人もいることでしょう。そういう人のために，あまり大きな声では言えませんが，とっておきの裏技を伝授いたしましょう。

それはズバリ！「進路変更」です。

よく考えればわかるように，世の中には作業療法士，理学療法士以外にも魅力的な職業はいくらでもあります。私の知りあいのなかには，退学した後に個人で起業して成功を収めた人や，漁師になって太平洋の大海原で日夜格闘しているらしいツワモノもいます。

●人生いろいろ●

どうしても行きたくない臨床実習に我慢しながら行くよりも，別の職業を選択したほうがずっと幸せだ，と私なら思う。何がなんでも臨床実習に行きたくない人は，作業療法士，理学療法士以外の職業に就くことを真剣に考えてみてはどうでしょうか。

（京極　真）

第2節 臨床実習前の「実習」

1．臨床実習指導者会議

臨床実習指導者会議では，どのようなことを行うのですか？

> **ワンポイント・アドバイス！**
>
> 臨床実習指導者会議は実習指導者と養成校の教員，学生の実質的な顔合わせです。第一印象は，お互いに尾を引くものです。学生として基本的な身だしなみ，言葉遣いに注意しましょう。

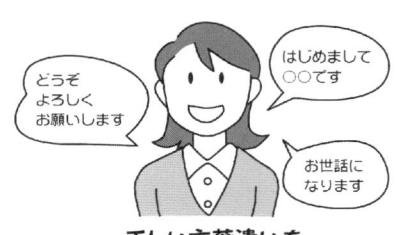

正しい言葉遣いを

●教育体制の整備●

　一般的な臨床実習指導者会議の目的は，①養成校で設定した臨床実習の目的，②学生の到達目標，③臨床実習の進め方に対する養成校としての考え方などを実習指導者に説明し，理解してもらうことにあります。これは一般的に，人に何かをお願いするときは，より具体的にその内容を説明することで，こちらの意図することを理解してもらうことができ，目的が達成しやすくなることと同じと考えてよいと思います。しかし，臨床実習指導者会議の決まったやり方はありません。それぞれの養成校が独自の方法で行っているのが現状です。

●養成校と実習指導者とのコミュニケーションの場●

　また，臨床実習指導者会議は，学生がより良い実習ができるよう，実習

指導者と養成校教員がコミュニケーションを深める場でもあります。加えて，実習指導者が実習指導を進めるうえでの疑問を解決する場でもありますし，養成校が実習指導者に何を期待しているのかを知る機会でもあります。つまり，養成校，指導者の双方にとって，臨床実習指導者会議は重要なコミュニケーションの場ということになります。

●臨床実習指導者会議の進み方●

参考例として具体的な臨床実習指導者会議の進め方を挙げてみます。

まず，臨床実習指導者会議は，平日の午後など実習指導者が出席しやすい時間帯に，半日程度開催されます。会議そのものは，学校長の挨拶から始まります。それに引き続き，事務長の挨拶，学科教員の自己紹介を行います。

●配布書類●

次に，配布書類の確認などを行います。これは実習開始前に実習指導者へ配布されるもので，養成校が実施してきた授業の内容，実習でお願いしたいこと，実習に関する学則の抜粋，実習中の事故に関する保険関係，臨床実習の最終報告書（臨床実習における学生の評価に関わる書類），出席表，学生の個人資料などが配布されます。いずれも，養成校が臨床実習施設や実習指導者に理解していただきたい内容が記された書類になります。

●学生に関する資料●

配布資料のなかにある学生の個人資料は，個人情報保護法の観点から慎重に扱われています。学生個人の情報は，主に学生が養成校入学後に行った実習の経歴，取得した資格，趣味などの範囲のことです。この書類は，臨床実習施設や実習指導者の立場からみれば，どんな学生が来るのかを事前に知るうえで重要な書類になります。

書類を確認した後に，身体障害分野，精神障害分野，発達障害分野，老年期障害分野などに分かれて，実習指導者と各分野を担当する教員が意見交換を行います。その後，いよいよ実習指導者と学生の顔合わせを行います。

●実習指導者との顔合わせ●

　学生として最も気になることは，この実習指導者と学生の顔合わせではないでしょうか。学生には事前に臨床実習施設の情報が配布されていることが多いと思います。この顔合わせでは，学生にとっては，事前に配布されている施設情報では得られなかった情報を入手することができます。他方で，実習指導者は学生がどんな人なのかを知る機会でもあります。

　実習指導者からはそれに加えて，実習開始以前に準備してほしいことや，実習開始日の何時までにどこに来てほしいかなどの情報が，提示されることと思います。ですから，臨床実習指導者会議当日は事前に聞きたいことを準備し，かつメモ帳などを持参して臨むことが大切です。

●学生の前評判が流れる●

　実習指導者が臨床実習指導者会議後に自分の職場に戻ったとき，実習指導者の同僚はどんなことを聞いてくるのでしょうか。「今度来る学生はどんな人？」です。このことを忘れないようにしておきましょう。

〔石井孝弘〕

第2節　臨床実習前の「実習」

2. 電話挨拶

> 臨床実習施設への電話挨拶は，どのような点に注意すべきですか？

ワンポイント・アドバイス！

事前に確認すべき内容を書き出したメモを作成し，メモに従い確認作業を進め，しかも笑顔でハキハキと元気よく！
「メモつくり　メモに従い　電話する　見えない相手に　笑顔でハキハキ」

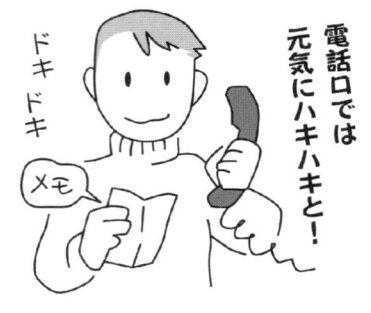

　この電話挨拶は，通常は実習の滑り出しの良し悪しに影響するとても大切なイベントです！　と言うと，さらに緊張してしまいそうですね。この電話挨拶の目的は三つあります。

●電話挨拶の三つの目的●

　一つめは，事前に入手した情報を確認したうえで，臨床実習に向けて準備を整えるために，よくわからない情報を確認することです。
　そして二つめに，電話口から聞こえる実習指導者の口調や言葉遣いなどから，どのような先生なのかという感触をつかむことです。つまり，電話挨拶によって，あなたが実習指導者を評価するのです。

あれ？　ということは，もしかすると実習指導者も学生を評価しているのでは……。そうなんです。実習指導者が電話を切ったあとで，「今度実習に来る学生から電話があったんだけど，話の要領が悪くって大変だわ。元気はないし，言葉遣いはめちゃくちゃだし，患者さんを担当させて大丈夫だろうか……」なんて話を同僚たちにしていたら大変なことです。

　そこで三つめの目的は，あなたの印象を実習指導者に伝えることであり，それは当然，良い印象で伝えたいですね。

●電話挨拶成功のポイント●

　これらをうまくやりきるためのポイントは，以下の四つです。
(1)　電話をする前に，台本のようなメモをしっかりと作成すること。
(2)　そのメモに従い情報を確認すること。
(3)　実習指導者には当然あなたは見えませんが，電話中は笑顔でハキハキと話すこと。
(4)　電話をかけるタイミングは，お昼休みをお勧めします。実習指導者は勤務中です。この電話によって仕事の手を中断させてしまうのはあまりにも配慮が足りません。マイナス印象につながります。

●電話挨拶①：実習地に電話がつながったら●

　以下では，電話挨拶の台本の例を示します（理学療法学生は適宜「作業療法」を「理学療法」に読み替えてください）。巻末掲載の「付録1」のフローチャート（259頁）も参考にしてください。

　施設に電話をすると，多くはその施設の受付につながります。受付の方が電話に出たら，まずは自分の所属と氏名を名乗り，「作業療法士（理学療法士）の〇〇先生をお願いします」と伝えます。このとき，確実に実習指導者につないでもらうよう，先生の名前は聞き取りやすくゆっくり言うようにしましょう。

●電話挨拶②：作業療法科（理学療法科）につながったら●

　さぁここからですよ。「◎月から実習でお世話になります，△△（学校名）の□□（学生氏名）と申します。作業療法士の○○先生をお願いいたします」と名乗ります。その電話に出ている人が実習指導者ご本人であれば，そのまま話を続ければよいのですが，もし他の先生が電話に出ていた場合は実習指導者につないでくれますので，電話口に実習指導者が出たところで，再びしっかり学校名と氏名を名乗ります。

●電話挨拶③：実習指導者が出たら●

　ここでワンポイント。「実習ではよろしくお願いいたします。少々確認したいことがあり，電話をさせていただきました。今お時間はよろしいでしょうか」と先生の都合を確認したうえで，本題に入りましょう。

　本題は，事前に作成した台本（メモ）に従い，要領よく確実に情報を確認していきます。落ち着いた口調で，ハキハキと受け答えするようにしましょう。「うん」なんて返事をしたら，即アウトですよ。

●電話挨拶④：電話を切るときは●

　用件が済んだら「お忙しい時間に申し訳ございませんでした。実習では頑張ります。よろしくお願いいたします。失礼いたします」と元気よく電話を切って……はいけません。ここでワンポイント。受話器を置くのは，実習指導者が電話を切る音を確認してからです。

　さぁ，実習指導者と話をして，どんな先生か感触はつかめましたか？きっと実習指導者に好印象を与え，充実した実習に向けて弾みとなることでしょう。

　　　　　　　　　　　　　　　　　　　　　　　　　　　（鈴木憲雄）

第 3 節　臨床実習前の呪縛を克服する方法

1．事前準備

臨床実習までに，どのようなことを準備しておけばいいですか？

> **ワンポイント・アドバイス！**
>
> 臨床実習で必要となる基礎・専門知識の再確認と，評価・治療実技の練習は絶対にしてください！また，臨床実習地の所在地や所要時間，どういった特徴をもった施設なのかなどの情報も収集しましょう。

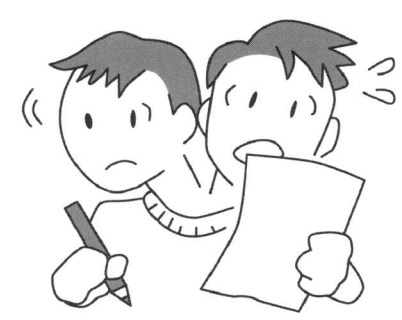

●必要な準備は三つ●

　学生は臨床実習で，必ず評価と治療を実施するよう求められます。患者さんを評価や治療するためには多くの知識や技術を要しますが，最低限必要なものは，基礎・専門知識と，評価・治療技術になります。さらに，各病院によって評価や治療の傾向（たとえば，ボバース理論に基づいた治療を中心に実践している）がありますから，実習地の情報も外せないものになります。したがって，臨床実習までに準備しておくべきものは，①基礎・専門知識の再確認，②実習地の情報収集，③評価・治療実技の練習，の三つということになります。

●基礎知識・専門知識の再確認●

　患者さんを理解するために，解剖学，生理学，運動学，（作業療法は精神医学，心理学も含む）の知識が必要になる場合があります。そのため，これらを基礎知識として位置づけ，事前に再確認しておく必要があります。これらの基礎知識があれば，実習指導者や医師などの説明や，記録で使用される医学用語を理解しやすくなります。ただし，これらの基礎知識だけでは臨床実習においては不十分です。というのも，患者さんによっては，より専門的な知識が求められるからです。したがって学生は，担当患者さんの病態理解や評価・治療に必要な専門知識（整形外科学，神経内科学などの臨床医学，作業療法・理学療法の評価学・治療学，日常生活活動学など）を確認しておく必要があります。

●情報収集で対応力に差をつける●

　また，事前の臨床実習地の情報収集は欠かせません。臨床実習先の特性に合わせて専門知識を確認し，整理するためです。そうした準備ができていれば，臨床実習の真っ最中に適切に対応できなかったとしても，帰宅後の再確認が容易になるという利点も得られます。また，短期間で多くを学ぶ過酷な臨床実習においては，事前に準備ができていること，それ自体が対応力の差として威力を発揮することにもなります。

●評価・治療実技の練習●

　さて，臨床実習では，実習指導者から「○○さんを担当してもらうので，明日午後から評価してください」と言われます。つまり，学生にはある程度の実践的能力が求められるのです。これに対する準備が，評価・治療実技の練習となるわけですが，これは一人ではできませんので友達同士で練習しておいてください。

この評価・治療実技の練習は，①学生役，②患者役，③実習指導者役の3人で行うことをお勧めします。ここでのポイントは，③は厳しい目をもって①にフィードバックする点にあります。この3役をローテーションし，批判的に指摘しあうことで，本人が気づいていなかった弱点やミスが明確になり，効率的に実技練習ができ，精度の上昇が期待できます。

●評価表の事前作成●

　また，臨床実習中に焦らないために，あなた自身が使いやすい評価表を作成しておくとよいでしょう。たとえば，関節可動域測定や徒手筋力検査などは，評価すべき肢位別でまとめておくと効率よく実施できます。

　加えて，評価項目を疾患別でまとめておくことも重要です。臨床実習では，患者さんのその日の体調や疲労に配慮しながら，限られた時間内で評価しなければなりません。疾患別に評価項目をまとめれば，ピンポイントで評価しやすくなるため時間短縮につながりますし，必要な評価を実施し忘れることも防止できます。

　ただし，臨床実習では施設特有の評価表が用いられることもあり，自作の評価表にこだわることなく臨機応変に対応してください。また，自作の評価表は，統計学的な信頼性と妥当性が検証されていませんので，そのあたりの限界を割り引いて結果を解釈する必要があります。

●評価・治療のシミュレーション●

　最後になりましたが，臨床実習前に，先輩の症例報告資料などを利用して，一通り評価・治療を思考実験的に体験しておいてください。このとき，評価や治療の一部分に目を奪われることなく，患者さんの全体像をとらえるよう注意してください。

（村上仁之）

第3節　臨床実習前の呪縛を克服する方法

2．実習場所が遠隔地の場合に準備すべきこと

> 臨床実習先が遠隔地の場合，特に準備しておくことはありますか？

ワンポイント・アドバイス！

宿泊地の決定，確保が重要です。それ以外にも，保険証（もしくはコピー），身分証明書，印鑑などを持っていきましょう。また，実習先の文化を知っておくと，臨床実習中にも役立ちますよ。

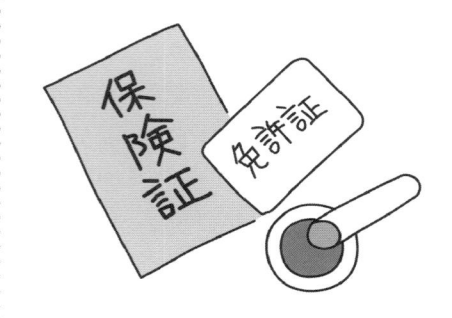

　近年，養成校の爆発的な増加によって，臨床実習地が近隣地域のみではなく，遠隔地になるケースがかなり増えています。しばらくの間は，養成校は増え続けると予想され，遠隔地へ臨床実習に行く学生はさらに増えると思われます。そこで，遠隔地ならではの準備についてお話しします。

●住まいの確保●

　まずは「宿泊地の確保」です。約2カ月間過ごす場所ですので，十分考える必要があります。最近は，一般的な賃貸物件ではなく，月単位で契約ができ，家具や家電が備えられた物件を利用する学生が多いようです。実習先の近くで宿泊地を確保できれば，移動時の負担もかなり軽減されます。

●宿泊地の利便性と経済性の確認●

　宿泊地の決定にあたり配慮すべき点は，「利便性」と「経済性」です．一般的に，駅や商店街に近い物件であれば便利ですが，そのぶん値段が高くなります．しかし，実習地に通う時間がかかりすぎると，値段は安くても肉体的，精神的な負担が大きくなります．私は，自宅も臨床実習地も都内であるにもかかわらず，実習地周辺にマンスリーマンションを契約した学生を数名みました．臨床実習は普段以上の負荷がかかるため，利便性と経済性のバランスを考えて無理のない方法を選択しましょう．

●食事の確保●

　また，初めてのひとり暮らしや，料理の苦手な学生にとっては，食事の確保も大きな問題です．そこで，宿泊地の決定には，大型スーパーやレストラン，コンビニの有無も考慮に入れてください．事前に，臨床実習指導者会議などで実習指導者と話せる機会があれば，周辺事情について聞けばよいと思います．

●定期券の確保●

　このほか，遠隔地でも学割定期が購入できますので，必要な学生は臨床実習開始に間に合うように申請してください．なお，利用する鉄道会社によって必要書類や定期発行にかかる期間が異なりますので，早めに養成校の事務所などで確認しておいてください．

●衣類の準備●

　九州地方と東北地方の実習地では，同一時期でも必要になる衣類は違ってきますので，事前に気候を確認してください．気候と持参した衣服がズレていると，風邪などをひいて体調を崩すかもしれません．基本的に臨床

表1-2 遠隔地実習用の準備チェックリスト

	チェック項目	
1	宿泊地は確保できましたか？	
2	宿泊地の近くにスーパーなどはありますか？	
3	宿泊地の近くに駅はありますか？	
4	学割定期は申請しましたか？	
5	保険証（コピー）はありますか？	
6	身分証明書は持っていますか？	

実習は休めませんので，気候に配慮した衣服を用意してください。

●保険証の準備●

　万が一体調を崩したときのために，保険証もしくはそのコピーを持参しましょう。これがないと全額自己負担になります。また，常備薬が必要な学生は，主治医に事情を説明し，臨床実習期間分の処方をしてもらってください。そのほか，身分証明書（学生証）や印鑑は持参したほうが無難です。表1-2に準備チェックリストを示したので参照してください。

●現地情報も入手●

　また，実習地の地方ならではの文化，方言も事前に調べておくとよいでしょう。臨床実習では，患者さんや実習指導者との信頼関係の構築が必要不可欠です。文化や方言などを理解しておくことは，信頼関係を構築する一助になります。さらに，患者さんとのコミュニケーションでは武器になることでしょう（特に作業療法では，患者さんの意味ある作業を見つけやすくなるため，作業機能障害の治療にも役立ちます）。

〔村上仁之〕

第3節　臨床実習前の呪縛を克服する方法

3．資料の選び方

> 臨床実習中に必要になると思われる参考書等の資料は，どうやって選べばいいですか？

ワンポイント・アドバイス！

資料は，臨床実習先の専門分野に合わせて選びましょう。その際，辞書的に使用できる専門的な資料と，今の自分にとって理解しやすい資料を選ぶようにするとよいでしょう。

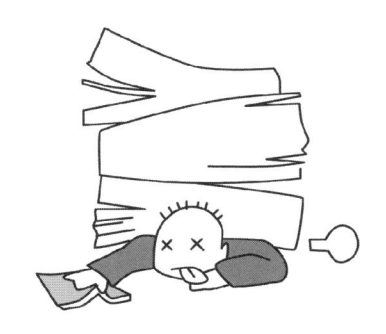

●**参考資料で武装する?!**●

　私自身もそうでしたが，臨床実習前になると不安になって，さまざまな資料をそろえたい衝動にかられてしまうと同時に，どうやって選べばよいか迷いがちです。この時期の資料選びは，保険を賭ける意味合いもあって，あれもこれも欲しくなるためです。

　でもね，本当のことを言うと，臨床実習前に資料選びに迷っているようでは，かなりまずいと考えたほうがいいと思う（自戒を込めて）。学生といえどもこの時期には，必要最低限の基礎知識は習得しているはずであり，どの資料が必要で，何の資料が必要でないかぐらいは判別できると期待されるためです。

第1章　臨床実習前　　23

●資料選びのコツ●

そうはいっても,現実には資料選びに苦労する学生もいるわけですから,そうした方のために,以下に汎用性のある資料選びのコツを整理しておきます(表1-3)。

●実習先の専門分野の把握●

まず押さえておくべきことは,臨床実習先の「専門分野」です。ただし,単に「身体障害系」などというような大雑把な押さえ方は,資料の選定にはあまり役立ちません。ひとくくりに「身体障害系」といっても,その内実(たとえば,整形疾患や内部疾患等)によって必要とされる資料が大きく変わるためです。なので,できれば「脳血管障害などの中枢神経疾患を中心に診療している」程度までは把握してください。

●実習指導者にたずねる●

そうしたことは,養成校教員に聞いたりインターネットを使えば,おおよそ調べることができます。もしわからなければ,臨床実習指導者会議で実習指導者に,「先生の病院(施設)では,どのような患者さんが多くいらっしゃいますか」と聞きましょう。もしも実習指導者が,「うちの病院(施設)はいろんな患者さんがいますからねぇ」と答えられたら,「先生は

表1-3 資料の選び方

選定基準	種 類	内 容
専門分野に特化して選ぶ	辞書的に使用できる資料	専門書(教科書,理論書等),総説論文(過去5年分),辞典 etc
	理解しやすい平易な資料	新書,解説論文(特集論文),ガイドブック,ハンドブック etc

普段の臨床で，どのような資料を参考になさいますか」などのように聞き方を変えてみると，ヒントを得やすくなると思います。

●資料の選定方法●

臨床実習先の専門分野を首尾よく把握できたら，次に資料の選定作業に入ります。一番身近な作業場は，養成校の図書館になると思われます（図書館の資料が少ない場合は，大型の書店などを利用してください）。

作業のポイントは，①辞書的に使用できる専門的な資料，②今の自分にとって理解しやすい資料，の二種類を用意するということです。

●辞書的な資料とは●

①は，専門書や総説論文などが該当します。専門書は，その分野について詳細な記述がしてあるものなので，わからないことが出てきたらそれをひもとくことで，何らかのヒントを得ることができます（やや高額なのが難点）。総説論文は，特定のテーマに対する最近の研究成果を幅広く検討してあるため，各分野の動向を理解するのに役立ちます。

●理解しやすい資料とは●

②は，個人差が大きいと思いますが，一般的には新書，ガイドブック，解説論文などが該当すると思われます。これらの資料は，ある特定の専門分野を理解するうえで役立つポイントを，平易に論じています。

●それでも選べないときは●

以上の方法でも資料を選べない場合は，仕方がないので養成校で指定された教科書や，授業中に配布された資料を身近なところに置いておき，あとは運に任せましょう。

（京極　真）

第3節 臨床実習前の呪縛を克服する方法

4．学内教育の理想と現実

> 養成校で習った知識や技術は，臨床実習でも役立ちますか？

ワンポイント・アドバイス！

相当役立ってくれることでしょう。特に，医学的知識による病態理解や，問診，可動域測定などの基本的評価や治療技術は，どの臨床実習先でも必須アイテムです。

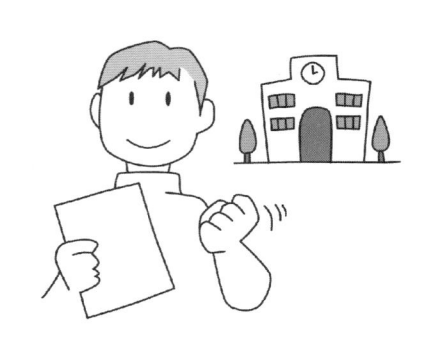

●臨床実習に知識は不可欠●

　私の持論は，「養成校の成績が良くても，臨床実習の成績が良いとは限らない。しかし，養成校の成績が良くなければ，臨床実習では必ず苦労する！」です。言うまでもありませんが，ある程度の知識がなければ，患者さんや実習指導者に迷惑をかけるだけでなく，あなたにとってもかなり辛い臨床実習になると思います。

●臨床実習は入念な計画のもとで実施●

　養成校は実習指導者に対して，臨床現場の見学だけではなく，患者さんの評価の実施，そして実際の治療を体験させてほしいとお願いしています。養成校も実習指導者も，学生には約2カ月間の臨床実習でなるべく多くの経験をしてほしいと考えています。そのため，実習指導者は学生を受け入

れる前に，臨床実習の準備を入念に行っています。つまり，臨床実習は，開始される前から綿密に計画されているのです。

●もし不勉強な実習生が来たら●

しかし，準備が整ったところへ，知識や基本的な評価・治療技術の乏しい学生が来れば，事前に計画された臨床教育プログラムは予定通りに進まなくなります。私たちは学生に多くの体験学習をさせたいのですが，学生が準備不足だと，それが無理になってしまいます。そうした場合，臨床実習と同時進行で，本来なら学内で準備しておくべき知識や技術の伝授を，臨床実習地で教育することになります。これが学生にとっては過度な課題へと発展し，結果として学生は徹夜に近い状態に追い込まれるのです。以上は，準備不足の学生が陥る悲惨なシナリオのひとつですが，これの意味するところは，「養成校で習った知識や技術が身についていなければ，臨床実習を有意義に過ごすことは相当難しくなる」ということです。

●最低限必要な知識●

こうした問題を回避するためには，どの臨床実習先でも役立つといえる面接・観察や，関節可動域測定やADL訓練などの基本的な評価・治療技術は最低限，臨床実習前に押さえておく必要があります。疾患別にその内容をまとめたり，練習しておくとよいでしょう。ただ，自分の興味や関心のある内容については一生懸命にやり，不得意な内容はあっさりと済ませる学生も見られますが，偏りのないように学習してください。

●教科書どおりにはいかない●

しかし，実際の臨床現場では，知識を当てはめるだけでは，そう簡単に問題が解決することはありません。なぜなら，教科書に示されている内容の多くは，患者さんの性格や有り様などの個別性を無視して，疾患や症状

中心にその知識が整理されているからです。また，複数の障害をもつ患者さんや，重度の障害の患者さんも多くいるということも理由として挙げられます。そういった"生"の患者さんを担当したときに，いかに適切な対応ができるかが臨床実習では試されます。こういったものは体験して初めてわかることが多いです。特に，その患者さん個人に対する具体的な対応や，治療法の選定，あるいは，治療法の有効性を引き出すために求められる「コツ」をつかむことは容易でなく，一朝一夕にはいきません。

●実習先も承知済み●

当然，実習指導者はこのことを理解しており，学生がはじめからできるとは思っていません。なので，養成校で習った知識や技術をもとに，臨床現場でいかに使えるものにするかということを指導してくれます。したがって，学生は，臨床実習を通じて「知っている」から「使える」状態に近づくよう，日々努力していけばいいのです。

●臨床実習は受身ではダメ●

また，教育形態という観点からみれば，養成校では教員が講義形式で教えることが多いですが，臨床実習では学生が自ら実習指導者に質問したり，技術を盗むといった形式で行われることが多いです。つまり，学生は，養成校では受動的態度でも学習できますが，臨床実習では能動的態度でないと学習できないことが多いのです。この点が理解できていない学生に限って，「実習指導者は指導してくれない」と言いますが，そもそも教育形態が違うのです。この点を十分踏まえたうえで，臨床実習に臨んでください。養成校で得た知識は，これらの違いを認識することで，確実に臨床実習でも，役に立つと体感できるはずです。

（村上仁之）

第3節　臨床実習前の呪縛を克服する方法

5. 患者さんの全体像の把握

> 養成校で「患者さんの全体像を把握しなさい」と教わることが多いのですが，実際にはどうとらえれば患者さんの全体像を把握したといえるのですか？

ワンポイント・アドバイス！

全体像は，特定の時間的，文脈的制約の下で得られた事実（患者さんの状態など）に対して解釈を加えていくことで描き出すことができます。

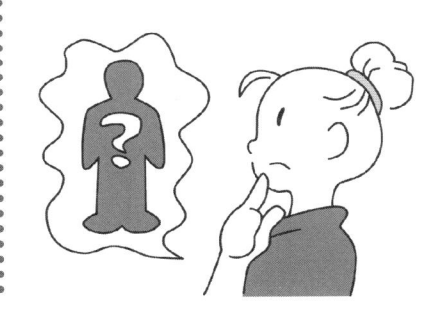

●人の全体像とは●

　人の全体像をとらえるということは，リハビリテーションの現場でのみ行われることではなく，誰もが日常的に行っていることです。

　私が学生に「A先生（私の同僚の教員）を私に紹介するなら，どう説明しますか？」と聞くと，学生は「いざというとき頼りになる。作業科学や人間作業モデルの話を熱く語ってくれる。厳しいところもある。小学生の娘さんと一緒にミニ・バスケットボールをしているそうだけれども，腰が痛そうなので心配。すこし太ったせいかもしれない。犬を飼っていて，家族を大事にしている」などのように答えてくれます。

　その描写には，学生が考えている「A先生にとって大切なこと」が盛り込まれています。つまり，学生がA先生に対して「焦点を当てている」内

第1章　臨床実習前　29

容を話しているのです。その内容は，全体像そのものといえるのではないでしょうか。

全体像には，自分が評価している「事実」と，その事実の「解釈」が存在します。しかし，その最大の難所は「何に焦点を当てるか」です。そのポイントは三つあります。

●臨床実習施設における自分の役割に焦点を当てる●

第一に，臨床実習施設での作業療法士・理学療法士の役割は何か，ということです。もし，あなたが運動療法を主体に介入しようと考えても，生活に焦点を当てた関わりがその施設における理学療法士の役割ならば，見当違いになります。

●患者さんの希望に焦点を当てる●

第二に，患者さんの希望は何でしょうか。作業療法学生ならば，患者さんにとって意味ある作業とは何か，何をできるようになりたいのか，または周りから求められる作業は何かを深く考察する必要があります。理学療法学生ならば，その方の人生が豊かになるような運動機能は何であるかを考察することが大切です。

●患者さんの利点・問題点・予後に焦点を当てる●

第三に，患者さんの利点と問題点は何か，予後はどのように推測されるかを押さえることが大切です。患者さんの身体の機能・構造に関わる問題点と利点，その予後予測はどのように考えられるでしょう。日常生活で，できることできないことは何でしょうか。上記で述べた患者さんの希望している作業はできているのでしょうか。社会的な役割は何で，その役割は今現在機能できているのでしょうか。また，将来的に機能することはできるのでしょうか。このように，さまざまな側面から利点と問題点，その予

後予測を考えることで，患者さんにとって大切なことが見えてきます。

●ある時点で把握した像●

さて，以上のことを踏まえてなおかつ考慮すべきは，全体像は必ず時間的な制約の下でまとめられるということです。具体的にいえば，全体像は，初期報告や最終報告といったレポートの提出や，ケース発表会などで求められるでしょう。こうしたイベントは，臨床実習の特定の時期に生じます。つまり，全体像は，報告するその日までの時点で，何かに焦点を当てながら，評価した事実を用いて，その焦点を当てた内容ができているのか，将来できるのかなどの解釈を加えることなのです。

●視点の曇りを自覚すること●

患者さんを把握するということに対して一つ留意点を挙げておくと，それは，「意識せずにフィルターをかけて見ている」という観点を忘れないことです。たとえば，私たちは「Ｂさんは勉強をしない」と思い込んでいると，Ｂさんの他の側面，たとえば漫画についてはよく知っているなどを把握することはできません。つまり，全体像の把握が弱くなるのです。ですから，人は常に相互交流を通しながら，自分のフィルターを通して相手を把握しているということであり，そのことを十分に自覚しておく必要があります。

●臨床で学ぶ●

患者さんの全体像を把握するのは一般的に難しいことと言われていますが，上記の観点を踏まえながら真摯に臨床を重ねていくことで，できるようになると考えられます。

（西野　歩）

第3節 臨床実習前の呪縛を克服する方法
6．臨床実習前からできる自己管理の方法①：体調管理編

> 臨床実習中の体調管理に向けて，臨床実習前からどのようなことをしておくといいですか？

ワンポイント・アドバイス！

臨床実習には気力・体力など，多くのエネルギーが求められます。しかし，限られた時間内で実習に必要な作業を進めるためには，自分自身の作業パターンを十分に把握することがポイントです。また，実習中の忙しい日々のなかでリフレッシュできるものを見つけておきましょう。

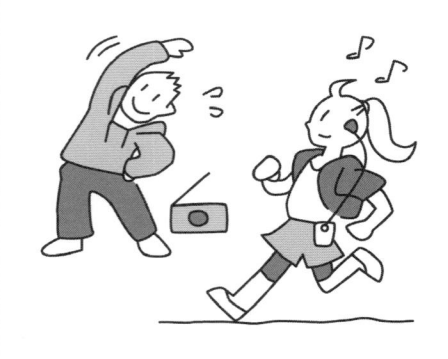

●実習は何がなくとも体力勝負?!●

　臨床実習は，不眠不休で乗り切ることが当たり前のような印象をおもちではないでしょうか。たしかに実習地では，慣れない環境下で患者さんに検査や訓練などを実施し，帰宅後はデイリーノートやケースノート，さらには調べものなどやることは多く，睡眠不足になりがちです。しかし，その睡眠不足が原因で，自身の体調を崩し実習に支障を来したり，不注意で患者さんに事故などが発生したら悲劇です。そういったことは避けなければなりません。

●まずは体づくり●

では，どのような準備が必要なのでしょうか。まずは体力強化です。日ごろの運動不足を認識して，できることから始めましょう。ある学生は，体力強化と称して，自宅から学校までの片道 20 km を自転車通学に切り替え，体力強化を図っていました。この方法が正しいかは別として，まずは日常生活を見直し，できることから行動に移すことが重要だと思います。

●常備薬の準備●

また，寝不足などから体調を崩しやすくなることが考えられるので，風邪薬など常備薬の準備もお勧めします。実習地で受診できることもありますが，何がなくとも予防・初期治療に勝るものはありません。花粉症など持病がある方も同様で，春先の実習では花粉症との戦いになることは必至ですので，あらかじめの準備が必要です。

●朝型か夜型か●

次に，帰宅後の限られた時間内で効率的に記録や調べものなどの作業を行うためには，自分自身の作業パターンが「朝型」なのか「夜型」なのかを知っておくことが重要です。「朝型」であるならば，帰宅後に食事や入浴などを済ませ，仮眠をとってから作業に取り組むパターンをお勧めします。また，「夜型」であれば，作業を完了してから就寝することになるでしょう。このように，自分に合った作業パターンを日ごろの試験勉強などで知っておくことが必要だと思います。

実習中は衣食住といったセルフケアも普段どおりにはいかないことが多く，家族や友人などに助けを求める勇気も大切です。目覚ましコールだけでもあると心強いのではないでしょうか。

●睡眠対策●

　また，睡眠不足への対策として，「どこでも眠ること」を意識づけるとよいでしょう。実習中はいかに体力を温存できるかが重要です。実習地への移動で使う電車やバスなどもチャンスです。日ごろから「どのような状況下でも眠る」ことを意識してみてください。

　ある学生は，昼間実習中に睡魔に襲われてどうにもならないときには，トイレに駆け込んで数分でも目を閉じて回復を図ったと聞きました。そこまでがんばれとは言いませんが，臨機応変な対応が必要な場面も多いのが実習かもしれません。ただし，あまりにも睡眠不足が続き，実習の妨げになっているのであれば，実習指導者や養成校の教員に相談することをお勧めします。先にも述べたように，患者さんへ迷惑がかかるようなことは避けるべきです。

●リフレッシュできることを探そう●

　最後になりますが，「自分にとって大切な，リフレッシュできる時間や活動」を見つけてみてください。自分自身に合った活動（作業）との出会いは，実習中のストレスを解消するだけでなく，皆さんの今後の人生においても有意義なものになるでしょう。体力的な疲労は，食事や入浴，睡眠等により回復できますが，精神的な疲労に関しては，それだけでは解消されないことも多いと思います。あわただしい実習の日々でがんばっている自分へのご褒美をあげられるように，是非，実習までに探してみてください。

　このように臨床実習では，普段の生活では「当たり前」にできることができなくなりがちです。臨床実習に向けての体力強化，作業パターンの把握といった事前準備は非常に重要なポイントと考えます。

（水上直紀）

第3節　臨床実習前の呪縛を克服する方法
7．臨床実習前からできる自己管理の方法②：持病編

> 持病がある場合，実習指導者にはあらかじめ報告しておいたほうがいいでしょうか？

ワンポイント・アドバイス！

持病を伝えるのはよいことです。誰から誰にどのように伝えるかの判断に迷った場合は，養成校の教員に相談してください。

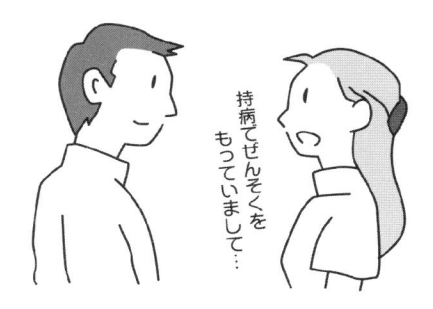

（持病でぜんそくをもっていまして…）

　実習に影響があることがわかっている場合は，伝えたほうがよいと思います。以下にその理由を述べます。

●理由①：患者さんと学生への配慮●

　実習指導者は，患者さんと学生に配慮する必要があります。患者さんへの配慮とは，患者さんの安全を守り，学生の介入により不利益を被らないようにすることです。学生が介入したい，自分はできると考えても，患者さんへの介入は，実習指導者が「行ってよし」と判断しなければできません。それは，実習の進行状況と学生の状況で判断されます。

　学生への配慮のなかには，学生の体調管理も含まれます。学生の体調次第で患者さんへの介入も変わります。がんばりすぎてしまい持病が悪化して，作業療法士・理学療法士として働けないという事態を避けたいといっ

た側面もあります。

●理由②：課題の達成のため●

臨床実習には，各校によって定められた実習到達目標があります。目標に到達するために必須となる課題があり，学生はその課題に挑戦する必要があります。学生の持病に配慮してもらえても，「到達すべき課題」を免除されるわけではありません。場合によっては，課題に到達できないという評価が下されることもあります。このとき，実習指導者と養成校は協力して，学生の実習が円滑に進み終了できるよう，さまざまな連絡調整をしていきます。その際，あらかじめ持病の情報を把握していれば，それを踏まえたうえで課題達成できるよう，教育環境を調整することができるかもしれません。

●理由③：実習地に心配をかけない●

実習指導者やスタッフに不要な心配をかけないというのは，社会人としてのマナーです。持病を報告しないでおくと，不要な心配をされることが考えられます。たとえば，「元気がないが実習指導者や患者さんとの関係が悪いのではないか」「寝不足で体調不良なのではないか」「患者さんの移乗動作を任せて大丈夫だろうか」などと，実習指導者とスタッフは学生の様子を見ながら常々考えています。

●持病は事前に伝えよう●

以上の理由から，持病はあらかじめ伝えたほうがよいと思います。持病をもっていても，それを知ったうえで実習に出ても大丈夫と，養成校が判断して実習に出しているはずです。実習指導者は養成校と相談しながら，学生に最大限配慮してくれるでしょう。ぜひ持病を伝え，実習を円滑に進めてください。

●持病を伝える時期●

次に問題になるのは伝え方です。まず，伝える時期ですが，臨床実習開始以前に臨床実習指導者会議があり，ここで面談できるならば伝えます。実習開始以前に面談ができないのならば，養成校の担当教員に相談のうえ，実習開始前に電話連絡をします。おそらくあなたは，実習開始1週間前には電話で実習指導者に連絡をするように，養成校より指導を受けていると思いますが，これとは別に早い時期に連絡をします。

なぜならば，実習指導者はあなたの実習を開始する以前から，担当してもらう患者さんに了解を得たり，実習計画を立てているためです。つまり，もしあなたに配慮する必要があるならば，なるべく早くに知っておく必要があるのです。

●伝える内容●

実習指導者に伝える内容ですが，①病名，②病状，③実習で起こりうると予測される事態，④配慮していただきたいこと，の4点です。病名はついていなくても，妊娠など健康状態がいつもと違う場合も同じです。また，事前に通院の必要があるときも，具体的に「月1回診察を受けなければならないので，午前中お休みをさせていただきたい」と伝えます。

●担任の教員には隠さずに●

最後に，持病が軽症で学業の妨げになると思わなくても，また自分では問題ないと考えている場合でも，養成校の担当教員には必ず伝えておきましょう。それにより，万が一のときに，教員は学生と実習指導者の間を取りもってくれると思います。

(西野　歩)

第3節　臨床実習前の呪縛を克服する方法
8．臨床実習前からできる自己管理の方法③：不安編

> 何が不安かわからないくらい不安なときでも使える対処方法には，どのようなものがありますか？

ワンポイント・アドバイス！

不安に対処する方法はたくさんあります。あなたが何をどのように選択できるかが，ポイントになります。今のあなたは，小さな不安が積み重なって大きなものになり，不安が混在化している状態ではないでしょうか。

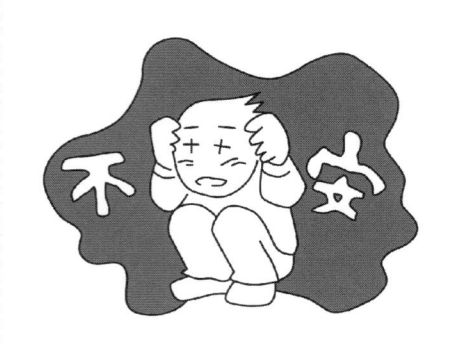

●過去の対処法を思い出す●

　不安に対する簡単な対処方法は，過去の経験に照らし合わせて，うまく対処できた方法を見つけだすというものです。おそらく，あなたは今までも不安に占拠されそうになった経験を何度も乗り越えてきているでしょうから，自覚的に過去の経験を振り返ると，そこから自分なりの対処法を取り出せる可能性が高いと思います。

　たとえば，あなたはこれまでにも，対象となる疾患に関する知識が不足していると不安を感じたなら，疾患についてまとめられた回復モデルを見直すとか，作業療法・理学療法の評価技術が曖昧なら，検査法に関する自分なりのマニュアルを作るとか，実技に不安があれば友人を誘って練習す

るなどの対処を行ってきたのではないでしょうか。不安への対処法は，まず上記のように過去の経験を思い起こして行動に結びつけることです。自らの経験，行動のなかに，不安を解消する力が隠されています。

●不安克服のための行動●

そこで，上記の方法を使い，おそらく不安を克服する方法として多くの読者が共有できるであろうポイントを挙げておきました（表1-4）。以下では，表1-4を参照しながら，あなたが不安を克服するにはどうすればいいかを具体的に考えます。

●不安の相対化●

まず，あなたの不安が強すぎて何も手につかないという状態であり，かつ一人でいる時間が多いとしたら，不安を自分から遠ざけてみる，つまり「不安を相対化」する必要があります。そのためには，気分転換で体を動かし，実習以外のことで没頭できる作業を見つけることが有効な場合があります。

●不安の共有化●

次に，不安を自分だけで抱え込まないために「不安を共有化」することが必要です。たとえ誰かと一緒にいるのが苦手な人でも，この場合は，少しでも不安について話し合い，自分が抱えた不安を理解してもらうとよい

表1-4 不安を克服する方法

不安への対処法	具体的な方法例
不安の相対化	不安を自分から遠ざける
不安の共有化	不安を誰かと分かち合う
不安の構造化	不安を分析して整理する

でしょう。人に話すことは，不安を整理することにつながり，気持ちのうえでも余裕が生まれます。整理がついてくると不安を冷静に見つめることができるようになるはずです。

●不安の構造化●

「不安の相対化」「不安の共有化」を行った後は，次の「不安の構造化」を行うようにします。「不安の構造化」とは，不安を漠然としたまま置いておくのではなく，何が自分の不安材料になっているのかを分析し，不足しているものが何かを考えてみることです。分析と聞くと難しいように感じるかもしれませんが，順を追って実習に行く準備や実習プロセスを考えていくことが，分析につながります。たとえば実習地への路線，所要時間など物理的なことを調べる，実習施設の概要を調べる，実習初日の動きを調べる，というように具体的にイメージをしていくことです。そして，担当ケースを受け持ったら，何から始めるかをシミュレーションしてみましょう。

●不安を友に変えよう●

このように，自分のなかで一連の流れを追って頭のなかを整理することができるようになれば，いつ実習が始まっても大丈夫です。騙されたと思って一度やってみてください。

「不安があるからこそ準備ができる」と発想を転換すれば，実は不安は行動を起こす根本エネルギーにもなりえます。この際，「不安と友達になる」という初体験を積んでみてはどうでしょうか。

（河野達哉）

第3節　臨床実習前の呪縛を克服する方法
9．臨床実習前からできる自己管理の方法④：性格編

> 人見知りをするなど，もともと不器用な性格の人が，臨床実習をうまく乗り切るためにはどうすればいいですか？

ワンポイント・アドバイス！

自分の性格を充分に認識し，自分の言動が周囲の家族・友人・知人に，どのような印象を与えているかを知っておくとよいでしょう。そして，自分を伝える方法を身につけておくことがポイントです。さらに，臨床実習で本来の能力を発揮するためには，自ら行動し「場慣れ」することが大切です。

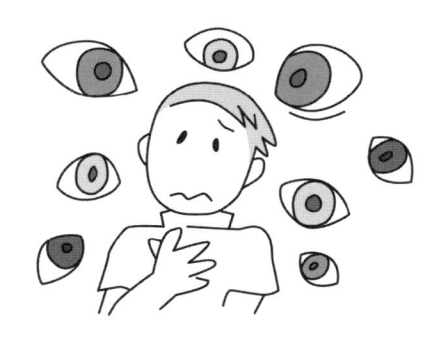

●自分の性格や話し方を知る●

　まず，自分自身の性格などを充分に認識することが重要でしょう。自身の性格を変えることは容易なことではありません。たとえば，普段の生活のなかで，自分の言動で相手に誤解を招いたりしたことはありませんか。自分自身の性格を認識していると，相手のリアクションを通じて状況を理解することが可能となり，さらにはその場で対応を変えることも可能となります。そのためには，日々の生活で自分自身の言動が周囲の人にどのような印象を与えているかを，充分に把握しておくことをお勧めします。

●自分を知ってもらう●

　次に重要なのは，自分自身を知ってもらう努力を惜しまないことです。たとえば，皆さんが患者さんとの初回面接場面において，「何か困っていることはありますか」とたずねるとしましょう。実習生と称した見ず知らずの他人に，はたして患者さんは本心を打ち明けてくれるでしょうか。障害を負ったショックや，人生の変更を余儀なくされた悔しさなど，語り尽くせない想いを話してくれるでしょうか。

　しかし，話す相手がどのような人物なのかわかっていれば，状況は少し違うように思います。以前，実習訪問時に実習生から「実習指導者は私のことを理解しようとせず，印象だけで判断されている」と相談を受けたことがあります。一方でその実習指導者からは，「学生が何を考えているかわからない」と相談を受けたのです。この両者に起こっている問題はどのようにしたら解決できるでしょうか。臨床実習では限られた期間内で結果を求められます。そのためには，実習指導者や患者さんに，「自分自身を知ってもらう努力」が大きな鍵になると思います。実習生が受け身でいたら何も始まりません。自分自身を知ってもらうことができれば，適切な援助を受けることができると思います。

●自分を伝えるには●

　では，どのようにして伝えるか。フィードバックの時間に限らず，空き時間を見つけては実習指導者と話をしたり，デイリーノートなどに自身の悩みや不安を書いて伝えるなど，さまざまな方法があると思います。また，上手に伝えることができないようでしたら，養成校の教員に相談してみてください。実習生よりも実習指導者のことを知っているので，伝え方の相談に乗ってくれると思います。

●場慣れしておく●

　さらに大きなポイントは,「場慣れ」することです。夜間部の学生であれば, リハビリテーション助手などで病院や施設で働き, 経験を積むことで実習への不安を和らげることができますが, そのような経験ができないとしても方法はあると思います。たとえば, 近隣のボランティア活動などに参加し, 自分自身を初めての環境に置き, さまざまな方々と触れ合うことで,「場慣れ」することができると思います。たとえ話し相手程度の内容であったとしても, 大きな自信になるのではないでしょうか。また, そのような経験を積み上げていくなかで, 自分自身の気づかなかった一面にも出会うことができるかもしれません。

●挨拶で自分をアピール●

　最後になりますが, 自分を「不器用だ」と認識している読者が, 臨床実習をうまく乗りきるには, 自分自身の性格を「不器用」の一言で終わらせず, どのような長所・短所を兼ね備えているのか, 周囲にどのような印象を与えているのかなど, 自身の特性を臨床実習前に十分に把握し, 周囲の人に対して「伝える努力を惜しまない」ことが重要だと考えます。

　臨床実習では, まずは朝の元気な挨拶から始めてみてください。実習先の職員や患者さんに大きな声で挨拶することで余分な緊張を抜くことができます。さらに掃除や物品の片付けなどを積極的に手伝い, 職員の方々と交流しましょう。掃除などを通して物品の所在を覚えることで, 何らかの「役割」を獲得することができれば大きな安心につながり, 本来の自分の能力を発揮することができるようになると思います。このような点を臨床実習前から心がけ, 日々の生活のなかで実践してみてください。

　　　　　　　　　　　　　　　　　　　　　　　　（水上直紀）

コラム1

教育とは何か（総論）

　教育とは何か，そしてその意義は何か。本コラムでは，このことについて，さまざまな教育思想家たちの考えをもとに論じていきたいと思います。教育とは何かを知ることで，臨床実習教育を受けることが自分にどんな意味をもつのか，自分なりに了解することもできるようになるでしょう。さらには，人生にとって職業とは何か，作業療法士・理学療法士になるということが，自分にとってどのような意味をもつのか，考えられる機会になればとも思います。

　さて，ところが近年，教育とは何か，そしてそれはどのようにあるのが最もよいか，という問いは，もはやほとんど問われることすらなくなってしまいました。というのも，そもそも教育とは何かなんて答えられない，とか，絶対によい教育といったものなんてない，といった考えが，今日ずいぶんと浸透してしまっているからです。要するに，「よい」「正しい」教育なんてあり得ない，と，今多くの人が考えているのです。こうして，われわれはどのような教育を構想すればよいのか，という問いに，現代の教育学はなかなか明快な答えを出すことができなくなっています。

　しかし，たしかに万人にとって，絶対的に「よい」「正しい」教育というのはないだろうけれど，それでも少なくとも，このような教育であれば「意義深い」と言える教育があるはずです。私の考えでは，そのことを最も深く考えつめたとき，多くの人が，「なるほど，教育というのは確かにこのような営みだし，それには断然意義がある」と言える，教育の「本質」が見出せるはずです。

　今回はその「本質」を，できるだけわかりやすくお伝えしようと思います。それはひるがえって，皆さんが，どのような臨床実習教育であれば意義深いと思えるのか，さらには，自分の人生をどのような方向に向けて設定し自己教育すればよいのか，ということに，ある指針を示すことにもなるでしょう。

　さて，結論から言えば，「教育とは何か」という問いの答え，つまり教育の「本質」は，「自由の実質化」です。教育とは，各人の「自由」を実質化する営み，つまり，それぞれの人が「自由」になるための営みなのです。これだけ聞いても，おそらくあまりピンとこないと思います。以下に詳しく説明しましょう。

　人間は本来的に「自由」をめがける存在である，と言ったのは，近代哲学の完成者といわれるヘーゲルです。私たちは，不可避的に「自由」を求めてしまう，「自由」になりたいと思う，そういう存在だというのです。実は私は，このヘーゲルの言い方にはじめはあまりピン

ときませんでした。しかし今では，このことの意味を十分に理解できます。

　なぜ，人間は本来的に「自由」をめがける存在である，などと言うことができるのでしょうか。それは，こんなふうに説明することができます。

　私たちは自力で空を飛ぶことができないし，海の中で生活することもできない。お金も無尽蔵に持っているわけではないから，やりたいことが何でもできるというわけにもいかない。もっと根本的な言い方をすれば，私たちは，何かをしたい，とか，こうありたい，とかいう「欲望」をもっている時点で，絶対的に自由であるというわけにはいきません。美味しいものを食べたい，金持ちになりたい，有名になりたい，とか，私たちは必ず欲望をもっていますが，まさにそれゆえにこそ，私たちはその欲望がかなえられない「不自由」を感じているのです。

　要するに，私たちは必ず何らかのかたちで「制限」された存在であるわけです。しかし，まさに私たちがこうして環境的にも欲望的にも「制限」されているからこそ，私たちはこの制限から「自由」になりたい，と必ず思ってしまうのです。これが，人間は本来的に「自由」をめがけてしまう存在である，という言葉の意味です。つまり「自由」とは，環境的にも欲望的にも私たちは制限されているけれど，それでもなお，この制限から解放された，あるいは解放されうる，というときに実感する感度のことなのです。誰もがこの感度を不可避的に求めてしまう。そうヘーゲルは言うのです。

　さて，実はこれは大変な洞察なのです。というのも，ここに，私たちが「幸福」になるにはどうすればいいか，という答えのヒントが隠されているからです。

　私は，人間は本来的に「自由」をめがける，というヘーゲルの言葉を読んだとき，いや，むしろ人間は本来的に「幸福」をめがける存在なんじゃないか，と思いました。しかしずいぶんと考えた挙句，ヘーゲルに軍配を上げることにしました。

　たしかに，私たちは「幸福」になりたい，と思う存在でしょう。しかし，何をもって「幸福」とするかは，人によって違います。金持ちになることを幸福と思う人もいれば，金持ちを不幸だと思う人もいます。美しい人を手に入れることを幸福と思う人もいれば，美しい人を手に入れたから不幸になったと思う人もいます。しかし私たちがどういうときに「幸福」を感じるかといえば，そこに「自由」というキーワードが浮かび上がってくるのです。

　「幸福」というのはつまり，ある「欲望」が達成されたときに感じるものなのです。ここには大きな「自由」の感度があります。金持ちになって「幸福」なのは，金持ちになりたいという欲望が達成され，「自由」を十全に実感できたからです。作業療法士・理学療法士になれた，さらにはそこで患者さんたちから大

きな感謝を得ることもできた，という「幸福」は，そのようにありたかったという欲望が達成されたからです。このとき皆さんは，欲望を満たすことで自分が自分らしくあれたという，「自由」の感度を得たのです。

皆さんはなぜ，作業療法士・理学療法士になりたいと思うのでしょう。突き詰めて考えると，それは「自由」になりたいからであるはずです。たとえば，いつまでも親の世話になって心苦しい思いをしたくない，早く経済的に自立したい，という思いがあるかもしれません。経済的な自立は，「自由」を実感できるための大きな条件です。あるいは，皆さんが「人の役に立ちたい」からかもしれません。人から必要とされているということ，これも，自分が十全に自分自身たり得ているのだという，「自由」の感度にほかなりません。ほかにもいろいろな理由があると思いますが，突き詰めれば，それは皆さんが「自由」を求めているからであるはずです。

さて，このように，もしも私たちは皆「自由」になりたいと思っているのだとするならば，教育とはまさに，この「自由」を実現させるための手段として考えられるわけです。「自由」になるためには，つまりある欲望を達成するためには，知識や技能が必要です。作業療法士・理学療法士になることが，さしあたって皆さんがより自由になるための条件だとしましょう。だとすると，そのためには専門的な知識や技能が当然必要です。これを獲得するまでは，いろいろとつらい思いをするかもしれない。ヘーゲルも，「教育はしばしば『労働』を強いる，だから嫌われるのだ」と言っています。しかし今の「労働」「努力」によって，やがて自分は「自由」になれるのだ，と実感できたとするならば，それは——今の皆さんの立場で言えば臨床実習は——決してただの苦痛ではないはずなのです。

と考えると，「よい」教育とは何か，という問いの答えも，さしあたり明らかにしておくことができます。それはつまり，私たちの「自由」を実現させてくれるものであること，しかも，今の「労働」「努力」によって，ゆくゆくは「自由」になれるのだと，ちゃんと自覚させてくれるものであること。

以下，コラム２〜６では，では私たちはどうすれば「自由」になれるのだろうか，という観点から，著名な教育思想家たちの思想を紹介していきたいと思います。そこには，人類が積み上げてきた，私たちが「自由」「幸福」になるための知恵が詰まっているのです。臨床実習をより有意義にするためのヒントを，示すことができればと願います。

（苫野一徳）

コラム2

プラトン：「よい」生き方を見つける

　古代ギリシアの哲学者プラトンの名前を，きっと多くの人は聞いたことがあるでしょう。紀元前427年に生まれたこの大昔の人の考えから，私たちははたして学ぶことなんてあるのでしょうか。

　まちがいなくある，と私は考えています。私たちが「生きる」ことについて，プラトンはそれまでの誰も考えつかなかったような，とても画期的なアイデアを出しているからです。そしてそれは，今もなお十分私たちに役立ちます。

　よく知られているように，プラトンは，その師ソクラテスを主人公に，「対話篇」と呼ばれる多くの哲学書を残しました。その名のとおり，ソクラテスとその論敵や仲間たちとの「対話」が，脚本のような様式で書かれています。その内容は，「正義」についてであったり，「徳」についてであったり，「愛」や「エロス」についてであったりします。「正義」とは何か，「徳」とは何か，「愛」とは何か。プラトンは，ソクラテスと多くの人を議論させることで，その核心へと迫っていきます。

　実は，このような人間的テーマを，最も徹底したかたちで最初に考えたのが，プラトンなのです。このことはとても重要です。というのも，それまでの哲学者たちは，もっぱら，世界の「根本原因」は何か，について考えをめぐらせていたからです。世界はいったい何でできているのか，とか，その始まりはいったいなんだったのか，とかいった問題です。しかしプラトン（やソクラテス）は，むしろ，そうしたことを問うている私たち人間存在それ自体を，もっともっと深く考えてみようじゃないかと言ったわけです。

　これは，人間の成長と照らし合わせてみても興味深いことでしょう。私たちは子どものころ，自分たち自身について考えるよりも，お母さんのおっぱいとか，身の周りの昆虫とか，そういった周りのことについて興味をもちます。しかし成熟するにしたがって，そもそも自分とはどんな存在なんだろう，ということを次第に考えるようになります。人類の知の歴史でいえば，プラトンに至って，身の周りの事柄から人間存在それ自身へと，問いのあり方が一歩進んだということができるでしょう。

　ではプラトンは，人間をどのように考えたのでしょうか。彼の教育論を手がかりに，少し見てみることにしましょう。

　プラトンの教育論といえば必ず出てくるのが，『国家』という本に書かれた「洞窟の比喩」と呼ばれるたとえ話です。彼は次のような話をします。

　「このような人たちを想像してみなさい」とプラトンは言います。洞窟の中

で、その奥の壁面だけが見えるようにして縛られている人たちを。彼らに見えるのは、後ろから差し込む光に照らされた、背後を行き来する人たちの壁に映った「影」だけです。そしてプラトンは言います。彼らはその「影」こそが、ほんとうの世界の「実体」だと思い込んでいるのだ、と。

実は人間とは、そもそもがこのような、ただ「影」だけを見て生きている存在なのだ、というのが、プラトンの第一の主張です。しかしそこに、真実はない。私たちは、その縄を解き放ち、後ろを振り返り、実体だと思っていたものが実は影であったことを知り、そして勇気を振り絞って、真実の世界へと足を踏み出す必要がある。世界がこれほどにも色鮮やかであったことを知り、そして光に満ちていたことを知る必要がある。はじめは太陽のまぶしさに目がくらむだろう。それが「真理」のまばゆさだ。しかし徐々に、私たちは、それが私たちの求めていた「真理」であることに気づくのだ、と。

さて、プラトンの第二の主張は、私たちはこのように「真理」へと導かれる必要があるけれど、しかし実は、この「真理」を見る力はそもそも誰にも備わっているのだ、というものです。私たちには、そもそも何かを「見る力」が備わっている。ただ、その方向が間違っているだけだ。そうプラトンは言うのです。

そこで教育とは何か。プラトンは言います。それは、そもそも私たちに備わっているそうした力の方向を変えることだ、つまり、教育とは「魂の向け変え」の技術のことだ、と。

このような教育論は、いわゆるプラトンのイデア説という考えから生まれたものです。そこでこの有名なイデア説について、少し説明しておきましょう。

先にも書いたように、私たちは、実は普段影を実体だと思って生活している。しかし実は、この現象界を超えた絶対の世界があって、それがイデアだ、というのが、プラトンのイデア説と一般に言われているものです。私たちに見える現実を仮象とし、その向こう側に絶対的なイデアの世界を設定したのが、プラトンのいわゆるイデア説だと言われています。

しかしこのイデア説を、今では誰もまじめに受け取りません。この世界を超えた絶対の世界など、現代のほとんどの人は信じなくなっているのです。

ところが、実はプラトンのイデア説は、ただ絶対の世界と現実の世界とがあるといったような、そんな陳腐なものではありません。そこには大変な人間洞察がみられるのです。

その核心を、彼の言う「善」のイデアの考えにみることができます。プラトンは、「善」のイデアこそが、イデアのなかのイデアだと言います。いったいどういうことでしょうか。普通に考えれば、イデアが絶対の世界だとするなら、むしろ「真」のイデアのほうこそ、イデアのなかのイデアと言うべきでしょう。

プラトンはこう言うのです。正しいこ

ととか美しいこととかについては，実は私たちは，絶対的に正しかったり美しかったりするものでなくても，それなりに満足することができる。しかし「善」だけは違う。私たちは，「善」のように思われるだけのものでは満足しない。どうしても，「善」そのものを求めてしまう。つまり私たちは，どうしたって「よく」生きたい，と思ってしまうのだ，と。

「よく」生きるといっても，それは別に道徳的に生きるということを意味しません。何はともあれ，私たちは，私たちにとって「よい」生き方をしたいと思うのです。それは金持ちになることかもしれないし，人のために尽くすことかもしれない。しかしとにもかくにも，私たちは必ず，「よい」生を望んでいるのです。

プラトンが画期的なのは，彼が，実は人間は，こうした「善」への欲望から世界の一切を見ているのだと言ったところにあるのです。私たちは，どうしたって「善」を求めてしまう。だから，「よく」生きるためにはどうすればいいかという心でいつも世界を見ているのだ，と。

言われてみればなるほどと思います。私たちは多くの場合，これは私にとって「よい」かどうか，と，そういうふうに考えながら生きていると言えないでしょうか。だから，この「善」とは何なのか，それを問おうじゃないか。そうプラトンは言うのです。

そこで先の「洞窟の比喩」も，次のように言い換えることができます。

私たちにはそもそも，「よく」生きたいという気持ちがある。しかしそれがどのようなものか，深く考えようとしない。それは，洞窟の奥に縛られた囚人たちのようなものだ。いったい自分はどのような生き方を「よい」と思うのか。それをじっくり考えてみようじゃないか。そうして縄を解き放とう。その手助けをすることこそが，教育の役割だ。

さて，プラトンは，その具体的な方法までちゃんと私たちに教えてくれています。それが，「対話」という方法です。ただ一人であれこれ考えていただけでは，自分がいったいどのように「よく」生きたいのか，なかなかわかりません。友人や先生たちと，そのことをじっくり話し合うこと，そうすることでそもそも自分はどのような「よい」生き方をしたいのか，ということがみえてくるはずです。

皆さんは，作業療法士・理学療法士を目指す学生として，どのような生き方を「よい」生き方と思うでしょうか。「患者さんの役に立つ医療者になること」「障害があっても幸せに生きられる社会をつくること」，あるいは「すぐれた治療技術を身につけること」など，いろいろあることと思います。そのことをじっくり考えてみよう，そして作業療法士・理学療法士や友人たちと語り合ってみよう，というのが，私たちがプラトンから学ぶことのできる考えです。自分にとっての「よい」生き方について了解できると，臨床実習にもまた，どのような姿勢で臨めばよいかがみえてくるはずです。

(苫野一徳)

第2章　臨床実習中

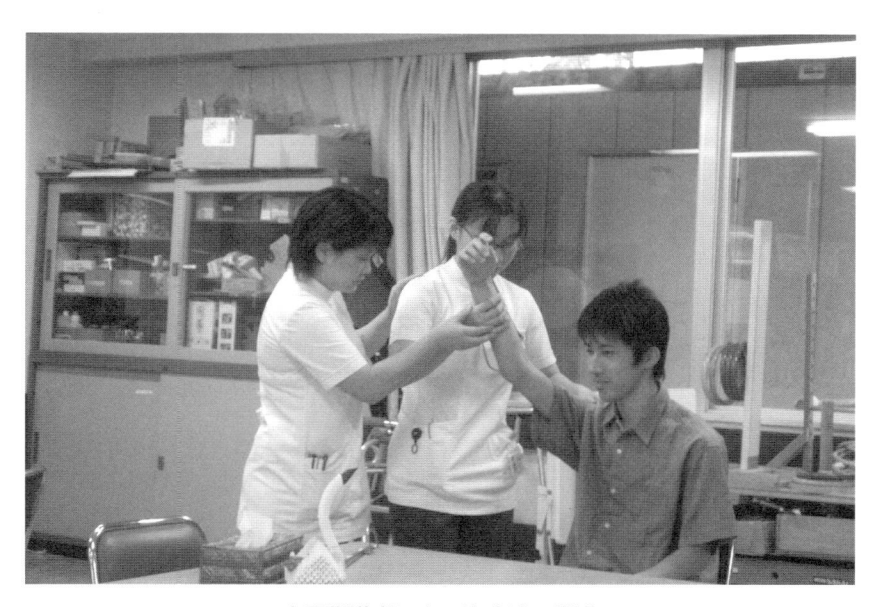

実習指導者による治療法の指導

第1節　初日の迎え方

1．初日の服装と持ち物

臨床実習初日の服装や持ち物はどうすればいいですか？

ワンポイント・アドバイス！

服装や身だしなみは「常識」をわきまえましょう。常識は「あなたの常識」ではなく，「周りの人の常識」のことです。

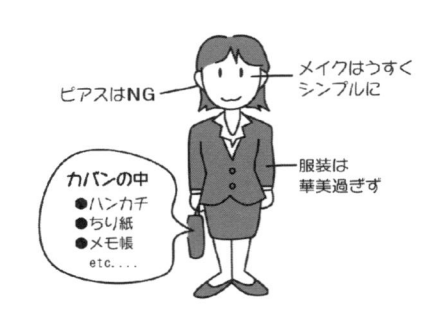

ピアスはNG
メイクはうすくシンプルに
服装は華美過ぎず

カバンの中
● ハンカチ
● ちり紙
● メモ帳
etc....

●第一印象が大事●

臨床実習初日は，学生にとって緊張する日です。「人は見た目が9割」（竹内，2005）という本もありましたが，第一印象は，それ以後の学生の評価に色濃く反映される可能性が高いと考えておいてください。そうであれば，臨床実習初日の服装は，自ずと注意が必要であると考えられるようになると思います。しかし，あまりにも華美であったり，今までの自分とかけ離れた背伸びした格好は，慎むほうが得策でしょう。また，ピアスや流行の髪形はあまりお勧めできません。

●初日の服装●

では，どのようにすればよいでしょう？　養成校によっては，実習が開始される前に臨床実習指導者会議を実施すると思います（臨床実習指導者会議の実際については，第1章第2節1．を参照）。その際，幸運にも自分

が出向く病院・施設の実習指導者と面会できるとすれば，そのときの服装や身だしなみと「そう変わらない」程度の服装で，実習初日を迎えるのがよいと思います。実習指導者は，臨床実習指導者会議で実質的な第一印象を形成しますから，そのときの服装に近いほうが印象のズレが少なく，違和感を与えにくいためです。

さらにいえば，臨床実習指導者会議のときよりもおとなしめの服装のほうが，「まとも」な印象を与えやすくてよいと思います。その際，家を出る前に「常識」をわきまえた服装かどうかを自問自答するとよいでしょう。

●化粧にも注意●

化粧は特に配慮が必要です。スッピンを見られたくないと思う人もいると思いますが，臨床現場では患者さんの健康状態を推論するため，患者さんの皮膚の色や顔色などを健常者と比較検討する場面が往々にしてあります。そのため，自らの顔色を覆い隠すような化粧は得策ではないのです。せめて眉を整える，リップクリームを塗るぐらいにして，マスカラやラメ入りのファウンデーションは避けてください。もちろん香水はなしです。

●初日の持ち物●

次に，初日の持ち物ですが，まずは事前の臨床実習指導者会議などの打ち合わせで，初日に必要な物を確認しておきましょう。それさえ忘れなければ，とりあえず問題はないと思います。

それ以外の持ち物については「常識」をキーワードに選び，必要最小限に留めておいてください。もちろん，ハンカチ，ちり紙などは忘れないこと。またメモ帳は重要アイテムです。臨床実習では，必要に応じてメモをすることが頻繁にありますので，胸ポケットに入る程度のメモ帳と筆記具は必携です。逆に，急な連絡は病院・施設に届くはずですので，携帯電話はかばんの中にしまって，「電源は切ること！」を忘れないでください。

●身だしなみ①：汗・表情対策編●

　ここからは裏技です。実習初日は緊張します。緊張すると生理現象として，発汗し，表情がこわばります。先日，フライトアテンダントの研修生が，実習指導者と思われる方と一緒にいる場面を目撃しました。そのとき気になったのが，実は腋の汗と表情でした。もしかしたら患者さんも，あなたの腋の汗と表情のこわばりを見て不快に思うかもしれません。汗かきの人はエチケットとして腋下の汗取りパッドやデオドラントも気にしてみてください。また，表情を整えるトレーニングとしては，鏡に映る自分の顔を見て，表情を作ったり，修正する経験を積んでおくとよいかもしれません。

●身だしなみ②：服装編●

　次に，実習中の服装です。精神科や老人保健施設では「動きやすい服装で実習に臨んでください」と言われることがあります。その際，学生の多くはＴシャツとジーパンを選ぶようです。しかし，シャツが短かったりするなどして，へそや下着が見える組み合わせは避けてください。また，白衣を着る実習地の場合，「白いソックス」は必需品と思って，替えを準備しましょう。素足やストッキングは，あまり良い顔をされません。

●ホントのところ!?●

　最後に，本当に必要のないものは保護者の付き添い。本当に必要なモノは学生本人と，失敗したら素直に「ごめんなさい」と言える勇気です。

（徳永千尋）

【文献】
竹内一郎：人は見た目が９割．新潮社，2005．

第1節　初日の迎え方

2．スタッフへの挨拶の仕方

実習指導者やほかの先生方にどう挨拶すればいいですか？

ワンポイント・アドバイス！

とにかく相手に不快感を与えないことだけを考えましょう。緊張しても，言葉に詰まっても気にする必要はありません。

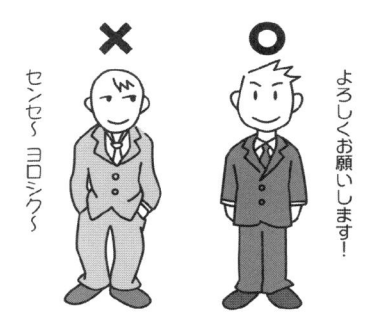

●挨拶の絶対的な型はない●

　理解しておくべきは，「絶対に正しい挨拶の方法」はないということです。その証拠に，初対面の相手に対して軽くハグしたり，キスして挨拶する国もあれば，互いの鼻先をこすり合わせる国もあります。つまり，挨拶の仕方は，社会や文化によって変わるわけです。

　どこかに絶対正しい挨拶のやり方があると考えると，それだけで緊張してしまいますが，その時々で変わることがわかれば，すいぶん肩の力を抜きやすくなると思います。とはいっても，これからお世話になる実習指導者や他の先生方に対して「夜露死苦！」なんて言うのはマズイわけで，やはり最低限押さえておいてほしいポイントはあるわけです（次頁の表2-1参照）。

表 2-1　挨拶の印象を決める 4 条件

印　象	4 条件
心地よい挨拶	①清潔な身だしなみ，②表情が明るい，③適度に大きな声である，④視線を適宜合わせる
不快な挨拶	①不潔な身だしなみ，②表情が暗い，③声が小さい，④視線をまったく合わせない

●不快感を与えないこと●

　最重要ポイントは「不快感を与えない」ことです。実習指導者への挨拶で不快感を与えてしまう条件は，表 2-1 の「不快な挨拶」で示した 4 条件があるのではないかと考えています。これら 4 条件がそろうと，たいてい「この学生を指導するのはなんか嫌だなぁ」などと思われてしまいます。最初に不快な印象をもたれたら，それを覆すには相当な努力が求められます。逆にいえば，不快感を与えにくい挨拶をするためには，表 2-1 の「心地よい挨拶」の 4 条件を最低限満たすよう心がければいいのです。

●緊張しても OK●

　ここで重要なことは，緊張してもいいってことです。学生のなかには，「緊張してしまって挨拶がうまくできない」と相談に来る人がいます。しかし，緊張は，不快という感情の成立に大きな影響を与える条件ではありません。きっと臨床実習先の先生方は，緊張しながら挨拶する学生を見て，「初々しいなぁ」と思うに違いありません。

●言葉に詰まっても OK●

　また，緊張することと少しかかわりますが，挨拶のときに言葉がスムースに出なくても別にかまいません。つまり，挨拶の言葉に詰まってもいいということです（私は友達の結婚式で挨拶の言葉を忘れて，文字通り言葉

に詰まった経験があります)。もちろん，立て板に水のごとく挨拶の言葉が出るにこしたことはありませんが，不快感の成立という観点からみれば，挨拶の言葉に詰まることは本質的な条件ではありません。よほどのへそ曲がりの先生でなければ，「緊張しているなぁ。今晩あたり歓迎会でもやって緊張をほぐしてやるか」と思いながら苦笑してくれることでしょう。

●「心地よい挨拶」の練習法●

挨拶時に不快感を与えにくくする4条件を満たすには，臨床実習前から繰り返し練習しておくのが効果的です。以下に，練習法を提案しておきますので，だまされたと思って一度やってみてください。きっと，「どう挨拶すればいいか」という疑問に悩まされる機会は減ると思います。

【演 習】
　3名のグループをつくり，学生役，実習指導者役，フィードバック役を決めてください。学生役は「①清潔な身だしなみ，②明るい表情，③適度に大きな声，④視線を適宜合わせる」の4条件を満たすよう心がけ，実習指導者役に向けて挨拶しましょう。フィードバック役は様子を観察し，終了後に上記の4条件の観点から良かった点と悪かった点を，学生役に助言してください。

（京極　真）

第1節　初日の迎え方

3. 自己紹介の仕方

> 患者さんと初めて会ったとき，どのように自己紹介すればいいですか？

ワンポイント・アドバイス！

自己紹介は患者さんの状況や場面に合わせて，凛とした態度で，タイミングよく挨拶をしましょう。
「自己紹介　自分を伝えたつもりじゃ駄目　大切なのは　どう受け取られたか」
「指導者が　チラリとあなたの顔見たら　その空気読み　自己紹介しよう」

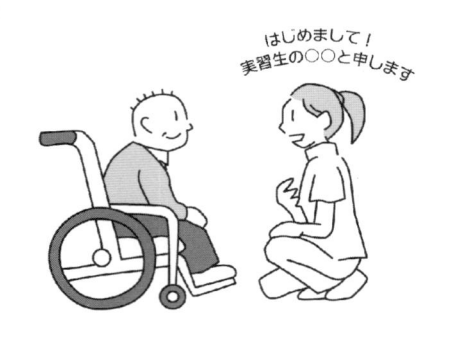

はじめまして！
実習生の○○と申します

●初対面の印象●

　自分が担当する患者さんと初めて会う瞬間というのは，セラピストであっても緊張するものです。それが，臨床実習という場面の実習生という立場であれば，なおさらだと思います。この初めて会って言葉を交わす瞬間に，患者さんはあなたを評価します。「学生さんだけど良さそうな人……」という印象を与えることができれば最良のスタートをきることができます。そこまで高望みしない場合は，少なくとも「この人には対応してほしくない」と思わせないことが大切になります。

● **自分を紹介するとは** ●

さて自己紹介とは何でしょう。それは，初めて会った人に対して「私が何者か」を理解してもらうための行為です。そのためには「私の何を理解してもらうか」を考えなければなりません。あなたと初めて会った患者さんは，あなたの何を知りたいと思っているのでしょうか。きっと「この人は私と，どういう関係にある人なのか」をはっきりさせたいでしょうね。

● **自己紹介の第一声はこれ** ●

では，最初のポイントです。まずは，あなたの氏名，あなたが所属する養成校名，そして実習指導者の指導を受けながら作業療法士（理学療法士）になるために勉強しに来ている学生であることを，明らかにしましょう。たとえば「私は実習生の○○と申します。××学校（大学）で作業療法士（理学療法士）になることを目指して勉強しています。本日から□□先生の指導を受けながら，◎◎さんの作業療法（理学療法）を担当させていただくことになりました。一生懸命頑張りますので，よろしくお願いいたします」というくらいの自己紹介ができれば，第一段階はクリアです。

● **周りも見ている** ●

それでは次のポイントです。必要なことを伝える行為は，伝達あるいは報告です。自己紹介は一瞬の出来事ですが，患者さんとあなたとの相互交流場面となります。伝えるべきことを伝えたというだけでは不十分です。患者さんやあなたが自己紹介をしている様子を見ている周りのスタッフ，あるいはご家族が，「あの挨拶は失礼だ」「ふさわしくない」と思われないような態度をとることも，自己紹介をするうえで重要となります。

●相手に不快感を与えないこと●

 例を挙げると,はっきりしない発音で,もごもご口ごもったり,小さな声で聞き取りにくかったり,あるいは馴れ馴れしい言葉遣いや,いきなり不用意な身体接触などをすると,「この学生さんに患者さんを担当させることはできない」とか,「担当してほしくない」と思われてしまいます。「失礼でない」というあなたの基準と同様に,他者の基準に配慮することが,絶対的に重要となります。

●自己紹介のタイミング●

 最後のポイントは自己紹介をするタイミングです。実習指導者が,「こちらは学生さんでね……」と自己紹介のタイミングを演出してくれる場合はわかりやすいですが,必ずしもそうであるとは限りません。タイミングを計るというのは「空気を読む」と似ています。今,実習指導者が患者さんと話をしています。「一瞬の間ができたとき」,あるいは「実習指導者があなたのほうをちらっと見たとき」がチャンスです。すかさず「自己紹介をしてよろしいですか?」と実習指導者に確認して,「私は実習生の〇〇と申します」と口火を切るといいですね。

●実習地で出会ったすべての方に自己紹介を●

 学生が自己紹介をする相手は患者さんだけでなく,実習施設の職員,作業療法(理学療法)のスタッフ,患者さんのご家族と,さまざま考えられます。自己紹介をする相手や状況に合わせた内容で,凛とした態度で,タイミングよく自己紹介ができるように,学生間で練習することも必要でしょう。臨床実習のスタートラインで自己紹介がうまくできないでいると,「あいつは自己紹介もできない」と判断されてしまいますよ。

(鈴木憲雄)

第2節　臨床実習の実際

1. チーム医療を円滑に行う方法①：ケースカンファレンス編

ケースカンファレンスにはどう臨めばいいですか？

ワンポイント・アドバイス！

ケースカンファレンスとは，情報の優劣や発表の態度を競うような，発表会やコンテストではありません。恥ずかしくても，自信がなくても，積極的に自分の意見を述べてみてください。

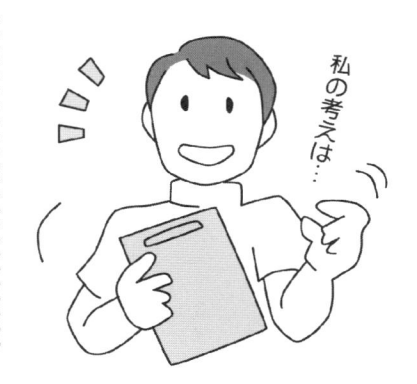

●ケースカンファレンスとは●

　リハビリテーションを必要とする患者さんのさまざまな問題に対して，複数の専門職が治療，助言，指導を円滑に効率よく行うために，チームに属する専門職による会議が行われます。この会議のことを「ケースカンファレンス」と呼びます。ケースカンファレンスでは，各専門職の立場から，患者さんの問題に対する情報や意見が報告されます。そのなかでも，作業療法士・理学療法士はリハビリテーションの中核的立場であり，ケースカンファレンスでの発言は重要な意味をもちます。

●ケースカンファレンスの目的●

　ケースカンファレンスの最大の目的は，チームとして患者さんの治療方針を決めることです。そのため，方針決定に必要な情報の要点を発言する

必要があります．しかし，実習生にありがちなのは，担当した患者さんの情報を手当たり次第述べてしまうことです．提示される情報が増えても，正しい判断ができるとは限りません．逆に情報がありすぎて，いろいろな可能性を模索しているうちに時間だけが過ぎて，結局何も決まらなかったということもあります．

●必要となる情報●

ケースカンファレンスに必要な情報の基本となる柱は，患者さんの主訴やニーズです．その主訴やニーズを，患者さんや家族が置かれている社会的な状況と関連づけて考慮することが大切です．そのなかで，専門職として作業療法士・理学療法士が必要と思われる情報を報告すればよいのです．

●情報の伝え方のコツ●

さて，情報収集を事前にバッチリして，いざカンファレンスに参加しても，カンファレンスの場で効果的に伝えられなければ意味がありません．そこで，筆者が実践している相手に情報を伝えるための方法を，記しておきます．

いくら医療職者の集まりだとはいっても，あまり専門すぎる言葉は相手に伝わりません．できるだけ専門用語を使わないようにしましょう．たとえば，「ROM」「MMT」といった作業療法士・理学療法士は日常的に使う言葉でも，看護師には馴染みのない言葉であることがあります．「筋力は5段階中の3レベルです」といった言葉に置き換えて伝えましょう．

また，長い文章での説明はわかりづらいことが多いです．細かく文章を区切って話しましょう．そのときには，「～だと思います．その理由は～だからです」というように，先に結論を述べてその後に理由を加えるようにしましょう．

●緊張も考え方次第●

とはいっても,人前で発言したり,説明したりすることは大変緊張するものです。ましてや,他の専門職の集まるケースカンファレンスでは,緊張は極限状態に高まります。緊張をほぐしてあげる方法はありませんが,少し考え方を変えてみましょう。

ケースカンファレンスとは,情報の優劣や発表の態度を競うような発表会やコンテストではありません。恥ずかしくても,自信がなくても,積極的に自分の意見を述べてみてください。自分ではわかっていると思っていたことでも,言葉にして発言することによって,意外と自分がわかっていなかったということにも気づくことがあります。

●知識を磨く場●

自分の意見や考え方を他の専門職者に聞いてもらうことで,良いアドバイスをもらえることもあります。そうやって知識を積み重ねて,理解していくなかで,臨床で使える知恵(使える知識)が磨かれていくのだと思います。カンファレンスでは,積極的に自分の意見を述べましょう。

(香川真二)

第2節 臨床実習の実際

2．チーム医療を円滑に行う方法②：情報収集編

> 医師や看護師などの他職種から情報を得たい場合，どのようにして質問していけば，円滑なチーム医療につながりますか？

ワンポイント・アドバイス！

同じ職種でも，施設の役割やローカルルールによって，業務内容・役割分担が違うことがあります。まず確認を！

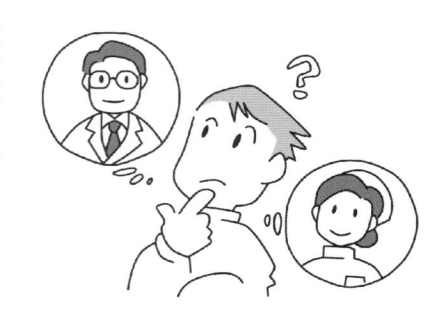

●現場はどこも忙しい●

実際に現場で働いてみると，リハビリテーション科（あるいは作業療法科，理学療法科）も忙しいですが，他科も大変忙しそうです。また医師，看護師，介護福祉士は夜勤もあり，相談員も土日はローテーション勤務が当たり前，という施設が増えています。そのため，情報を得たいスタッフがなかなかつかまらない，というようなことがよく起こります。

●他職種に質問するには●

私たちセラピストですらそのような状況ですから，ただでさえ他職種の業務状況を知りにくい立場の学生が，何の準備もなく，また相手の状況もわからずに情報収集を行おうとすれば，トラブルになりやすいことは容易

に想像がつきます。したがって，他職種から情報を得るためにまずは，臨床実習施設の特徴，またそこで働く各職種の役割を理解しておくことが大切です。

●施設の業務内容を知る●

各職種の役割は病院・施設の目的によって変わります。たとえば，急性期や回復期を担うことが目的の施設・病院では，看護師が病棟でのADLなどに直接関わっていることが多いと思います。しかし，維持期を担うことが目的の療養型医療施設や介護老人保健施設では，ADLは主に介護福祉士が担当していることがあります。

そのため，情報収集は各施設の目的を踏まえて行う必要があります。施設の目的を無視すると，たとえば，長期療養を目的とする施設の実習で，在宅復帰の話をするようなことになります。そうなれば，相手方（たとえば看護師）は大変困ってしまうでしょう。

なお，介護保険系の施設で忘れてならないのは，介護支援専門員（ケアマネジャー）の存在です。介護保険系施設では，患者さんの全体的なマネージメントの方向性については，看護師よりもケアマネジャーのほうがよく知っていることもあります。摂食嚥下のアプローチに力を入れている病院・施設では，作業療法士・理学療法士だけではなく，言語聴覚士や管理栄養士がリハビリテーションに積極的に関わっている場合もあります。

●ローカルルールを知る●

その他，施設ごとに「ローカルルール」というものが多くの場合，存在します。ローカルルールとは，各施設特有の約束事のようなものです。ローカルルールは，各施設の理念・方針・業務内容に応じて，円滑な職務遂行を果たせるようにするために決められているものです。

実習生によくありがちなこととして，自分のなかで「このようにしても

迷惑にはならないはず」という自己判断で行動したために，施設のローカルルールと違ってしまい，「勝手な行動をする学生だ」と評価されてしまうことがあります。そうした評価は，ますます他職種からの情報を得にくくしてしまう要因です。したがって，実習生は，各施設のルールを推察し，できる限りそれにのっとり行動するようにしましょう。なお，ローカルルールは明文化されていないものもありますので，よくわからないときは実習指導者に確認するとよいでしょう。

●まず実習指導者に相談●

　他職種に情報収集するにあたっては，必ず実習指導者にこの施設での各職種の役割と質問内容，そしてアポイントの取り方を確認しておくべきでしょう。そのほうが，確実に情報を得ることができます。

●他職種から受けた質問も報告を●

　最後に注意しておくこととして，実習生はまれに相手側から「最近，リハビリテーションではこの患者さんの様子はどうですか」など，逆に質問を受けることがあります。以前担当していた実習生が，医師に情報収集に行ったときに，そのような問いに対して実習生の考えを答えて，実習指導者の知らないところで退院の話がどんどん進んでしまい，実習施設内でトラブルになってしまったことがありました。他職種に情報収集しに行った後は，そこでどのようなやり取りがあったのか，必ず実習指導者に報告するようにしてください。

（田中義行）

第2節　臨床実習の実際

3．評価と治療の準備

評価と治療の準備のコツはありますか？

ワンポイント・アドバイス！
できるだけ多くの症例のビデオを見て，患者さんに自分が評価と治療を行っているところを，シミュレーションしましょう。

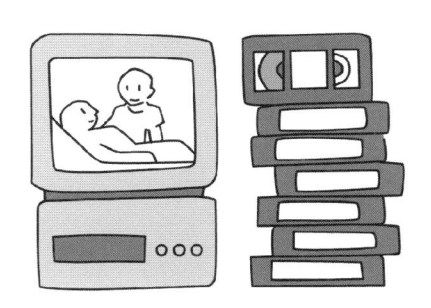

●教科書どおりにはいかない●

　臨床実習で実習生に患者さんを評価させると，多くの実習生が，「一般的には○○なのに……」「教科書には○○って書いてあるのに……」などと，自分の行った評価結果が，自分の知識とは違っていることに悩むようです。教科書でしか患者さんを学んだことのない実習生にとっては，正しい答えが，どこかに確実にあるという思い込みがあるのでしょう。

　しかし，実際には教科書どおりの患者さんはほとんどいないため，疾患と症状の関係を説明することができても，実際の現場で遭遇する患者さんの病態の解釈には苦労しています。これが机上の医学と現場の医療との違いです。

●事前勉強として●

机上の医学と現場の医療のギャップを埋めるために学校でできることは，できるだけ多くの症例のビデオを見ておくことだと思います。最近では，図書館などにも病態別のDVDが置いてあるところが増えましたので，どんどん活用しましょう。

●映像を見るときの注意点●

症例の映像を見るときには，疾患にとらわれずに，全体を見渡すことから行いましょう。疾患などの基本的情報にとらわれて，障害部分しか見ないことが多くあります。それは教科書的な観察の仕方です。臨床的な観察の仕方は，頭からつま先まで多角的に観察し，他に異常はないかということに目を向けることです。おかしいなと思うところが見つかったら，学校で習った知識を総動員して，自分なりの仮説や理論を考えてみましょう。気づく能力，評価結果から病態の解釈をする能力が身につきます。

次に，映像を見ながら，自分がこの患者さんを担当したらどのような評価を行うだろうかと考えます。そして，評価をしているときの患者さんの反応を想定して，シミュレーションしましょう。評価能力を磨くことにつながります。

●評価をシミュレーションしてみる●

実際に臨床実習に行ったときにも，寝る前に目を閉じて，「明日，担当患者さんにこういった評価（もしくは治療）をしてみよう」と頭の中で考えます。もし患者さんを正しく理解できていれば，刺激に対する反応もシミュレーションできるはずです。次の日，実際に評価したときの患者さんの反応が，シミュレーションしたときとどれぐらい差があるかによって，正しく評価できていたかどうかがわかります。もし，シミュレーションど

おりに患者さんが反応してくれなかったら，患者さんについての何かが理解できていないことになります．このように，自分で自分のことを評価することが重要です．

●評価は治療の第一歩●

評価は治療の出発点にあり，評価した内容の解釈によっては，治療方針が大きく変わります．たとえば，筋緊張の評価結果が亢進していようが減弱していようが，その結果として関節可動域練習しか行わないのであれば，評価など行う必要はありません．

●評価と治療は一体化している●

評価結果から，自分が考えた仮説によってその病態を解釈するまでが，評価です．その病態解釈によって治療が決定され，治療を行った結果をもとに仮説が修正され，また治療が修正されるという循環になっています．そのため，評価と治療を独立して分けて考えるのではなく，評価と治療が一体となった前向きな姿勢を身につけてほしいと思います．

臨床実習では患者さんに評価を行い，その評価結果から患者の病態仮説を導くところまでを，しっかりと体験学習をしてください．

（香川真二）

第2節　臨床実習の実際

4. 検査測定中の教科書の扱い方

教科書を見ながら検査や評価をしてもいいですか？

ワンポイント・アドバイス！
どうしても，評価手順や項目が覚えられず，自信がないときには，ポケットに入る小さなメモに手順や項目を写しておき，検査結果をメモするときにチラッと見ましょう。

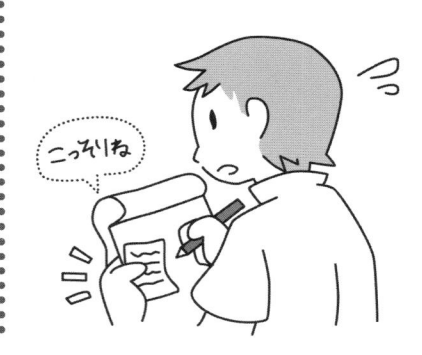

「こっそりね」

●あからさまに教科書を開かない●

　あなたが検査や評価を受ける側にいるとして，教科書を見ながら評価されたらどういった気持ちになるでしょうか。きっとあなたは，「この人，大丈夫かしら」と，不安な気持ちになるのではないでしょうか。

　学校で健常な学生同士で実習を行うときには，教科書を見ながら行ってもよいですが，臨床実習で対面する患者さんは，精神的にも神経質になっている方が少なくありません。患者さんとの信頼関係を良好に構築するためにも，教科書を見ながらの評価は避けましょう。

●カンニングペーパーをお守りに●

　しかし，臨床実習で患者さんを目の前にすると，頭の中が真っ白になり検査や評価が行えないことがあります。どうしても，評価手順や項目が覚

えられず，自信がないときには，ポケットに入る小さなメモに手順や項目を写しておき，検査結果をメモするときにチラッと見ましょう。多くの学生はメモを作成しているうちに覚えてしまうようですが，お守り代わりに入れておくのもよいでしょう。

●丸暗記の落とし穴●

　実習生に患者さんを担当させると，疾患を見て評価項目をスラスラと列挙します。最近の実習生は頭の回転が速く，落ち度も少ないです。この背景には，学校で行うテストでの解答を導くために，よくトレーニングされた思考過程が潜んでいるのでしょう。いわゆる暗記です。学校のテストであればこれで問題はないのですが，このような思考過程だけを臨床現場で用いると，大きな問題に直面します。それは，考えていたとおりに物事が運ばないときに，次の方法を考えることができないことです。検査や評価は，方法が標準化・形式化されているものが多いため，教科書のまま実施すればよいと思いがちです。しかし，臨床実習において実際の患者さんに評価を行うときには，予期せぬ事態が頻発します。

●評価の目的●

　そこで，改めて論じるまでもありませんが，評価とは何かということを考えてみたいと思います。たとえば，患者さんの動作能力をとらえる目的で評価をします。つまり，評価とは，患者さんについてのある情報が知りたい（目的）から，その評価を行う（手段）ということになります。

●評価の方法●

　では，目的を達成するためにはどのような方法で評価してもよいのかというと，そうでもありません。評価から得られた情報は，自分以外の人とも共有する情報であるため，既存の評価で対応できるのであれば，既存の

評価を用いましょう。しかし，既存の評価では目的の情報を知り得ることができない場合には，「評価は目的に応じて修正してもよい」のです。

ただし，評価を修正して用いた場合には，評価の目的，評価を実施するうえでの状況制約，評価方法の修正箇所を明示することが必要です。

●柔軟な思考が大切●

多くの患者さんの場合，障害は一つだけではなく，複雑に絡み合ううえに，さらに本人のもともとの体力や持病もあると，症状は千差万別になります。

臨床ではそのつど，患者の目標とセラピストの目的に応じて，評価方法が決まります。そのため，それぞれの評価方法が，何に向いていて，何に不向きなのかといった特徴を知っておくことが重要です。複雑に絡み合った臨床症状を紐解くためには，柔軟な思考が必要になります。

その思考を育むためには，教科書に載っている評価のポイントを列挙して，「これだけやればよい」というマニュアル的な考えをもってほしくはありません。

（香川真二）

第2節 臨床実習の実際

5. 治療計画立案の仕方

治療計画を立案するのに，ポイントってありますか？

ワンポイント・アドバイス！

患者さん個人を見ることが大切なので，全体の方向性と，優先すべきことをまずははっきりさせましょう。

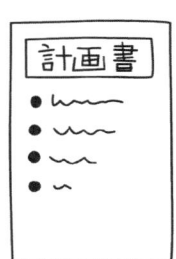

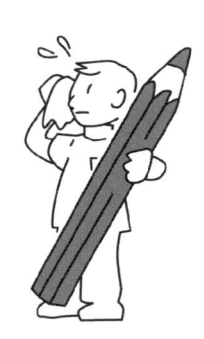

●疾患・障害ではなく患者さんを見る●

　私が実習生のころよく指摘されたことのなかに，「患者さんを見ずに疾病や障害ばかりを見ている」「このプログラムは，同じ障害をもつ人全員に当てはまるので，患者さん個人を見ていないのではないか」というものがありました。当時は，恥ずかしながら言われたことがよく理解できませんでした。

　今になって思えば，学生時代の私は，実習前に疾患別のプログラムが記載された成書をかき集めるのみで，片麻痺のAさんならこのプログラム，大腿骨頸部骨折のBさんならこのプログラムというように，各患者さんの状態に合わせたプログラムを考えることができていなかったように思います。つまり，当時の私は，プログラムに患者さんを当てはめることに夢中であったため，上記のような指摘を実習指導者から受けたのではないかと思うのです。

●治療計画は千差万別●

　成書などに記載されているプログラムはあくまでも基本的内容であり，同じ疾患名・障害名でも，損傷部位，社会的背景，ニーズ，施設利用の目的などによってプログラムは異なります。ですから実際の臨床現場では，各患者さんに合わせたプログラムの立案が求められるわけです。

●共有可能な目標設定●

　昔から私がよく参考にしてきた資料には，「プログラム立案には目標設定に向けての，①目標指向性，②個別性，③実際性，を考えておくことが大切である」と書かれています。以下ではこの三つの観点に，私の理解，経験を加えてプログラム立案のポイントを説明していきます。

　目標指向性とは，医療チームで共有できる目標を設定し，その目標を目指して実践するということです。リハビリテーションは，多職種協働によるチーム・アプローチです。作業療法士・理学療法士とチーム全体の方向性が違うものであれば，アプローチがバラバラとなり，目標は達成できないでしょう。また，目標が共有できるものでないと患者さんは混乱し，困ってしまいます。多くの場合，カンファレンス等で全体の目標が決定してから，その目標を達成するために各職種が何をすべきか検討されます。なので，実習生としては，過去のカンファレンス記録などを確認させてもらいましょう。

●患者さんの個別性に留意●

　個別性とは，患者さんのニーズ，年齢，社会文化的背景，疾患・障害名，合併症，発症からの期間などを考慮することです。たとえば，脳梗塞では発症からの期間によって，機能障害を中心にアプローチするのか，動作能力の改善を中心にアプローチするのか変わってくると思います。また，合

併症に高血圧があれば，筋力強化での負荷量の決定に影響するでしょうし，関節リウマチでは関節保護も考え，等尺性収縮が選択されやすいと思います。私が担当した患者さんに「水戸黄門」のファンがいて，通常は午後であった理学療法を，夕方の再放送時間と重ならない午前中に実施したことがあります。患者さんの特性を考察することによって，個別性を重視した治療計画を立案しやすくなります。

●実行可能な計画か●

実際性とは，立案した治療計画が現実に実行できるかどうか，ということです。たとえば，治療計画を立案したとしても，その焦点が定まっていなかったり，扱う問題が多すぎたりすると，結果としてその治療計画は実行できなくなってしまいます。

また，理想的な治療計画を立案できたとしても，それが実施施設で対応できないものであれば，やはり実際性は大きく損なわれることになります。その時々の状況で実行可能な治療計画を立案することが大切です。

●基礎情報と計画はつながっているか●

最後に，実習生の治療計画上のミスで多いのは，収集したデータ，問題点，プログラムがうまくリンクしていないことです。たとえば，患者さんの痛みが動作に影響していると評価結果で示され，学生自身そのことを解決すべき問題点に挙げているのに，プログラムには一切含まれていないような場合です。評価結果・問題点・プログラムが必ずリンクしているかどうかを確認しながらプログラムの立案をすると，すべての情報がしっかり結びついた治療計画を立案しやすくなります。

(田中義行)

【文献】
鶴見隆正：理学療法プログラムの立てかた．理学療法ジャーナル，24(1)，31-36，1990．

第2節　臨床実習の実際

6. 目標設定の留意点

目標設定は，どのようなことに注意して行えばいいですか？

ワンポイント・アドバイス！

患者さん，あるいは家族と相談し，できるだけ具体的な目標を設定することが大切です。

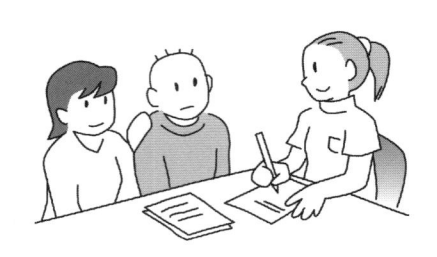

●患者さん目線での目標設定●

　リハビリテーションの評価で目標設定することは，必然的なものです。漠然とリハビリテーションを繰り返しても，その効果を検証することはできません。明確な目標をもつことは，患者さんのモチベーションにも大きな効果を示す場合があります。目標は基本的に単独では存在しません。目標には，「何のために」という観点が連鎖してきます。ですので，患者さんの「何のために」に目標設定を行うかという視点を忘れてはなりません。

●目標設定における留意点●

　目標設定では，できるだけ抽象的な表現は避け，明確化すべきです。①誰（と誰）が，②何を，③いつまでに（期間を限定する），④どのレベルまで改善させるかを具体化し，その効果検証をいつ，どのように行うかまで踏まえて設定すべきです。

また，その効果が実現可能となるためには，どのような戦略が必要であるかといった治療プログラム立案や，チーム医療としての治療方針と整合性をもたなければなりません。したがって，実習指導者や他の専門職とのチーム・ディスカッションを通じて，設定することが望ましいです。

　細かな注意点としては，まずは疾患や障害でなく，個人を見て行っているかを再確認すべきでしょう。たとえば，脳卒中片麻痺ではこのような帰結をたどるに違いない，といった先入観のみで設定してはいないだろうか，などともう一度振り返ることも大事です。学校で習った知見が，そっくりそのまま当てはまるケースはほとんどありません。その際，患者さんやその家族のニーズを考慮しているか，そしてそのニーズに対して，どこまでこれからの医療サービスで応えることができるか，といった点も含めて目標設定できているかを確認することが大事です。

● **目標設定は患者さんと一緒に** ●

　目標設定は患者さん，あるいはその家族を交えて検討することを強く推奨します。リハビリテーションの目標を患者さんが自分自身で決められないことは，QOLの視点から考えても不誠実です。目標設定をセラピストと患者さんが同じ目線で設定することは，その後の患者さんのモチベーションやリハビリテーションの効果に影響することが考えられます。是非，患者さんを巻き込んで目標設定を検討してみてください。その際，多くの選択肢を提供することが大事です。ただし，セラピスト側から身体状態をきちんと説明し，現状を十分にわかってもらうことが先です。

　目標を達成し喜びを感じてもらうことも，リハビリテーション過程において重要です。達成感を味わってもらうためには，目標設定をあまりにも飛躍させないことが肝要でしょう。

〔森岡　周〕

第2節 臨床実習の実際

7. 臨床実習中の技術向上

> 実技に自信がないのですが，臨床実習期間中に評価と治療の技術を向上させることはできますか？ また，実習前にはどのようなことをしておくべきですか？

ワンポイント・アドバイス！
知識と経験の統合がポイントです。身体を通して知識と経験を結びつけましょう！

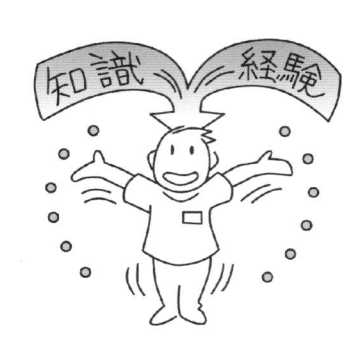

●自信がなくて当然●

臨床実習前に実技に対して自信がないのは当然です。逆に自信をもっているほうが危険です。目で見て耳で聞いてと，臨床実習前に基本的な事柄を学びますが，それは自らの体で感じたものではありません。頭で覚えるのと体で覚える脳の場所は違います。解剖学の細かな名称は忘れても，自転車の乗り方は忘れないでしょう。体で覚えたことは強固に脳の中に残ります。実習前にはその体で覚えた記憶がほとんどありません。だから，不安になったり，自信がなくて当然です。

●知識と実体験の統合●

肝心なのは，学校で主に目と耳で学んだ事柄と，実際の自分の体で感じ

た事柄を，臨床実習中に統合することです。実習中に評価と治療の技術を向上させるためには，何も考えずただやみくもに実技を反復するのでなく，目の前にある現象と机上の知識と統合させながら行うことが大事です。

　また，学校の実技科目で実技練習を行うと思いますが，そのときとの違いをよく感じて，考えてください。臨床実習は実践を学ぶところです。もし学校教育のみで実技ができるようになれば，臨床実習などいらないはずです。臨床実習では，その実技を習得する場であることを意識してください。ただし，患者さんの体に触れ，動かします。基本的な操作やリスクに関しては，充分に臨床実習前に知識として入れておいてください。

●学内学習の有効活用を！●

　臨床実習前にはさまざまな学内実習の場があります。そこでは，先に述べた基本的操作の習得はもちろんのこと，習った疾患や障害を照らし合わせながら，実技の練習をしてください。たとえば，脳卒中片麻痺はこのような病態であり，こんな障害が出るのではないだろうか，大腿骨頸部骨折ではこのような障害が出現し，こんなADLに問題が出るのではないか，とイメージをどんどんふくらまし，こんなADLの障害が出るのであれば，このように動かそう，とイメージから予測をつくってください。その予測は必ず記憶として残ります。

　実習中に評価と治療の技術を向上させる秘訣は，体で学習することです。ただ単に結果の積み重ねのみでは脳は学習しません。体で学習するためには，必ず予測と結果を照合させ，その照合から生じたズレを修正することによって，実習が実りあるものに変わります。学内実習でつくった予測に，臨床実習の場で生じた結果を照合させることで，自らの手で違いを感じ，それを修正するためにはどのように操作すればよいのかを問題解決する過程が，臨床実習なのです。

（森岡　周）

第2節　臨床実習の実際

8. 未知の領域の患者さんへの対応

> 養成校で教わってきた評価や治療の知識では対応できない患者さんを担当しました。どのように対応すればいいですか？

ワンポイント・アドバイス！

わからないことがあったら，まずは自分自身で調べることが原則。調べてもわからないことがあれば，その道の専門家に聞くのが原則，そのために実習指導者がいます。

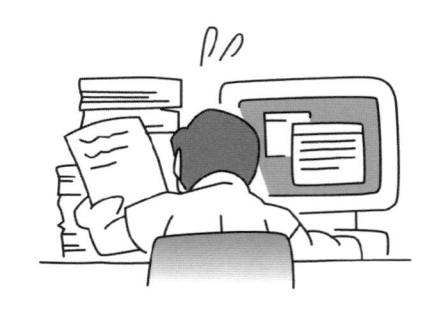

●実習に出られるレベル●

　あなたは，養成校から「臨床実習に行っていいですよ」と許可されて，臨床実習に出てきているのです。それは，養成校からの太鼓判までとはいかなくても，臨床実習で学習目標を達成できる学生と考えてよい，と判断されたということです。

●実習は実習指導者の指示の下に●

　臨床実習は実習指導者の指導の下に，学生が実習を進めていくことになりますので，学生自身の判断だけで進めることはありません。ですから，どのような場合にも実習指導者の許可を得ることになります。とはいえ，養成校で教わったことでは対処できないような場合，学生自身が調べることが重要です。そのうえで，患者さんに対して評価を進めたり治療を進め

るのですが，その場合も実習指導者と相談しながら進めてください。

●初めての症例に出会ったら●

　また，この質問項目にあるようなことは，実は学生だけが抱えていることではありません。国家試験に合格し，資格者として働いている人も，臨床場面でよく経験することです。そのようなときに，実際に臨床で働いている人はどうするのでしょうか。やはり，まずは自分自身で調べるところから始まります。

●症例の調べ方①：インターネット●

　では具体的に調べる方法は，どのようなものがあるのでしょうか。おそらく，最も便利なのはインターネットの利用です。たとえば，メルクマニュアル（http://merckmanual.banyu.co.jp/）は，病気や障害を調べるのにとても便利です。また，効果的な治療法を調べたいときは，作業療法学生ならばOTseeker（http://www.otseeker.com/default.aspx），理学療法学生ならばPEDro（http://www.pedro.fhs.usyd.edu.au/）がとても便利です。それ以外にも，CiNii（http://ci.nii.ac.jp/）などでも有益な情報が得られるでしょう。もちろん，インターネットを使いこなすには，臨床実習に出るまでにはパソコンを入手し，インターネットが利用できるようにしておくことが必要です。

●症例の調べ方②：文献●

　インターネットで調べたことはあくまで手がかりですので，詳細な情報は文献で確認する必要があります。実習施設や養成校の図書館で文献を入手し，しっかり読みこみましょう。

●症例の調べ方③：実習指導者へ相談●

　そうした努力を行ったうえで，実習指導者に相談や質問をすることになります。そのときの相談，質問の方法ですが，たとえば「○○さんの評価ですが，学校では教わっていないのですが，調べたところ□□でした。しかし，□□の××という点についてはわからないのですが，何かよい文献はありますか。もしご存じでしたらそれで調べたいのですが」と聞いてみてください。臨床実習では，まず実習指導者から指導を受けることが重要です。それでも問題解決ができないときには，養成校の先生にたずねてみるのがよいと思います。

●調べるときの留意点●

　文献を調べるときは，その疾患や障害をまず調べることから始めます。次に，担当患者さんの具体的な症状の理解を進めていきます。診断名も重要ですが，アプローチする部分は具体的な症状に対して行うからです。次に必ずしなければならないことは，リスクの確認です。この部分は，必ず確認しておく必要があります。わからないままにすることは絶対に避けなければなりません。直接実習指導者に聞いておく必要があるでしょう。

●患者さんのために●

　資格者にも学生にもいえることですが，患者さんは，担当したセラピストがもっている知識技術の範囲内でしか，アプローチを受けられません。それゆえ，常に自己研鑽を積まなければならないということです。

　　　　　　　　　　　　　　　　　　　　　　　　　（石井孝弘）

第2節　臨床実習の実際

9．理論と実践のギャップ克服法

> 養成校で学んだことと臨床実習先で教わったことが違うのですが，どうしたらいいですか？

ワンポイント・アドバイス！
養成校と臨床実習先のどちらかが間違いというわけではありません。なのであまり気にせずに，多くのセラピストの考え方や実践法を経験してください。

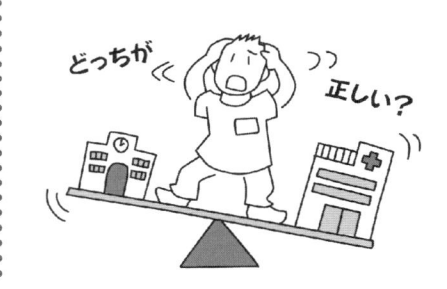

●教科書どおりの症例は少ない●

　これは臨床実習ではよくあることです。養成校では患者さんがいないため，どうしても教科書的な知識を教えざるをえず，個別性の高い事柄を扱うことは困難です。逆に，臨床実習では，教科書に載るような一般的な障害像を示す患者さんだけを担当するとは限らないため，養成校と臨床実習地で教わることが異なってしまうことが起こるのです。

　たとえば，養成校で脳出血（被殻出血）片麻痺患者さんを学習する場合を想定してみましょう。養成校では，「被殻出血の原因は，中大脳動脈の枝であるレンズ核線条体動脈外側枝からの出血が多いです」とか，「主な臨床症状は，病側への共同偏視，対側の運動麻痺，対側の顔面神経麻痺などです」と教わることでしょう。また，養成校では「右半球が損傷したときに高頻度で現れる高次脳機能障害は，左半側空間失認です」とか，「実

第2章　臨床実習中　　83

際の検査ではこういった用紙を使用して評価を行います」などのように，やや抽象的に教えると考えられます．

●同一診断名でも患者さんごとに異なる●

ところが，臨床実習では，実際の右被殻出血後の片麻痺患者さんを担当し，評価や治療を教わることになります．患者さんの診断名は，養成校で学んだときと同じ被殻出血による片麻痺だとしても，実際には「患者さんはどのような生活を望んでいるのか」「患者さんはどんな性格なのだろうか」「標準化された評価・検査は実施できるのか」など，個別的で具体的な問題から検討しなければなりません．そのほかにも，その患者さんを取り巻く環境や，障害部位のわずかな違い，習慣的な作業の仕方によっても，出現する障害像はかなり異なってきます．そこで，簡単な評価や治療でも，患者さんに合わせて改変して行う必要が生じてきます．特に合併症をもつ患者さんの場合は，考慮すべき要因が増えるため，さらに事態は複雑化してしまいます．

●抽象と具体とのズレ●

このように，養成校では一般的，抽象的な教育になりますが，臨床実習では個別的，具体的な教育になります．一般と個別，抽象と具体の狭間で，養成校と臨床実習の教育の間に「ズレ」が生じるのです．それに直面すると，学生によっては，養成校と臨床実習では教わることが違うといった混乱が生じるのかもしれません．

●教える人によっても違う●

でも，よく考えてみてください．たとえば，一卵性双生児は遺伝子レベルでは同一ですが，はたしてまったく同じでしょうか．もちろん似ている部分はたくさんありますが，違うところもたくさんあるでしょう．まして

養成校教員や実習指導者，患者さんはアカの他人ですから，その違いは実に明白ですよね。アカの他人が十人いたら，性格や考え方，経験はもちろん十色です（一人一色とは限りませんから，もしかしたら十人百色なんてことがあるかもしれません）。ということは，当然，患者さんのとらえ方や治療方法も多種多様になってきます。極端な話，同じ患者さんを診て，同じ評価結果を得たとしても，各セラピストの経験や治療理論などによって，それに対する解釈やアプローチ方法がまったく異なることだって充分起こりえます。実際，私も過去に経験しています。

●**経験の蓄積は宝となる**●

　こうした多様性を前提に考えるならば，学生時代に養成校教育と臨床実習教育の違いを体験しておいたほうが，かえってよいこともあるといえるでしょう。ただし，「良い体験をしたなぁ」と思うのは，臨床実習が終わってからか，働き出して5年くらい経過してからかもしれません。

　もちろん，このようなズレは，一方が間違っており，他方が正しいことを必ずしも意味しません。それは，私たち人間の多様性が反映されただけなのです。だからあまり気にせずに，多くの患者さんを経験し，さまざまな考え方，治療法の違いに触れてください。多様性に対する開かれた態度が，学生をセラピストとして成長させていくことでしょう。

（村上仁之）

第2節　臨床実習の実際

10. 学生自身の訓練時間以外の過ごし方

> 自分の訓練時間以外の過ごし方について，アドバイスはありますか？

ワンポイント・アドバイス！

あなたがどう過ごしたいのかを示しましょう。もし決められないときは，「今しか」をキーワードに選択してください。それから「昼食は一人で食べるな！」です。
「臨床実習　何もしなけりゃそのまま終わる　やることなければまずは手伝え」

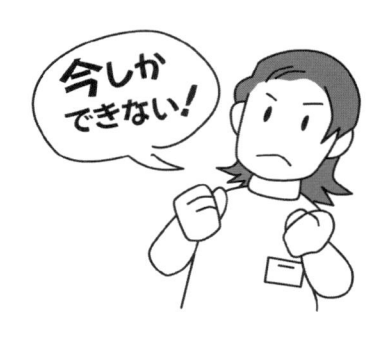

（吹き出し：今しかできない！）

　いただいた質問から予測される問題を，①「何をして過ごせばよいかわからない場合」，そして②「過ごし方はわかっているが，その時間の過ごし方が妥当かどうか」という点に絞ってお答えしたいと思います。

●何をして過ごせばよいかわからない場合●

　まず，①について考えてみましょう。「せっかく実習に行くのだから，積極的に取り組みなさい」と教員に言われ，「よぉし，頑張るぞ！」と望んだ臨床実習。慣れない空間，周りは先生だらけで，みんな忙しそうにしている。そのなかにポツンと一人，訓練室の隅っこに立っていて，「どうす

ればいいんだろう……」という状況です。さぁ，あなたはどのように振る舞いますか？「今私は何をしたらよいですか」とたずねるという方法もあるでしょうが，「そんなこと自分で考えなさい！」と一喝されそうです。

●実習場面で使われる時間●

　一般的に，臨床実習において学生はさまざまな時間を過ごします。まずは担当患者さんの訓練時間。それ以外には，訓練の準備の時間，他のセラピストの治療介入を見学したりお手伝いをしたり，ミーティングに参加したり，記録を書いたり，お昼ご飯を食べたり……。これらのことを参考にして，たとえば「今の時間は，先生の訓練を見学させていただいてもよろしいでしょうか」というように，実習指導者に具体的に示して確認するほうが，印象がよいでしょう。

●他の症例の勉強も一案●

　具体的な過ごし方が思い浮かばない場合は，自分の担当患者さんの作業療法（理学療法）を実施していくうえで必要な情報収集や準備をしたり，担当患者さんの治療介入の参考とするために，他の患者さんの治療場面を見学することをお勧めします。もしこれらをする状況にない場合は「今，○○時まで時間が空いたのですが，何かお手伝いすることはありますか」とたずねてみてはいかがですか。

●過ごし方はわかっているが，その時間の過ごし方が妥当かどうか●

　次に②の場合です。これに関連して気になっているのが，「記録を書く」という時間の過ごし方です。早く書かないと忘れちゃう！　と記録室にこもりっきりでいると，実習指導者は「帰っちゃったのかと思ったよ」と声をかけてきます。このとき，実習指導者は何を言いたかったのでしょう。それは，「治療の参考になるから，部屋にこもっていないで，他の患者さ

んの訓練場面を見学しなさい」ということです。

●今しかできないことを優先する●

　記録室にこもっているあなたを見た実習指導者は，「記録を書くことは後でもできる。でも，患者さんの訓練はこの時間しかやっていないのだから，今を逃すと見られないよ。今しか学習できないことを優先させてはどうですか」と伝えているのです。妥当な優先順位を考える際に，「今しか」というキーワードは重要になります。

●昼ごはんを交流の場に●

　さて，皆さんにとっておきのアドバイスです。皆さんは昼ごはんを，どこでどのように食べますか。たとえば，一人でポツンと机に向かい，ものも言わずに黙々とご飯を食べる学生がいます。そこに実習指導者や他のスタッフが来て，「ここで食べていると落ち着かないでしょう。好きなところで食べていいからね」と言ってくれる場合があります。

　この言葉が私には，「お前なぁ，そんな隅っこでこっそり食べてないでこっちに来いよ。何か話したいことがあるだろ！　もっとわれわれと交流しろよ」と聞こえるんです。ですから「ありがとうございます。もしよろしければ，ここで皆さんと一緒に食べてもいいですか？　質問したいこともありますので」と私は返します。

　昼休みは昼ごはんを食べる時間ですが，学生にとっては実習指導者やスタッフと交流する絶好のチャンスと考えるべきです。「昼飯は一人で食べるな！」が，充実した実習にしていくための秘策のひとつ，と私は考えています。お試しあれ!!

（鈴木憲雄）

第2節　臨床実習の実際

11．掃除・片づけの意味

掃除や後片づけって，学生がやるものですか？

ワンポイント・アドバイス！

「必ずやらなければならない」というわけでありませんが，どうしてもやりたくない理由がない限り，掃除や後片づけを行うほうがよいでしょう。

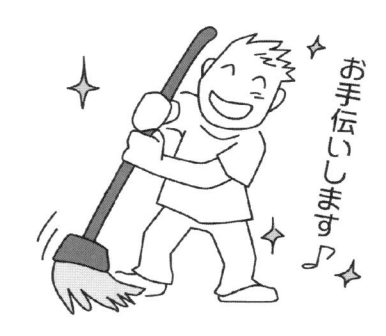

● やって損はない ●

　臨床現場でのセラピストは，朝から夕方まで，ときには夜まで患者さんのリハビリテーションを行ったり，カルテの記載をしたりしています。そのような勤務状況のなか，最近は多くの病院で経費削減のため，自分の職場は自分で掃除をするところが増えてきています。そんなときに，実習生が掃除や後片づけを手伝うと，好感度アップは間違いありません。

　別に好感度を上げるために，掃除や後片づけを行えと言っているわけではありませんが，実習指導者に好印象をもたれるということは，実習を円滑に行う第一歩です。「必ずやらなければならない」というわけでありませんが，どうしてもやりたくない理由がない限り，掃除や後片づけを行うほうがよいでしょう。

●利点①：器具が確認できる●

　掃除や後片づけを行う実践的な利点は，どの器具がどこにあるのかを把握できることです。さらに，掃除をしながら器具の点検までしておくとよいでしょう。自分が治療に使おうと思ったときに，その器具が故障していることに気づいたのでは困ります。段取りどおり治療が行えないと，パニックになるだけでなく，患者さんにも迷惑がかかります。電源を入れて，簡単な動作確認ぐらいはしておきましょう。

●利点②：スタッフとコミュニケーションがとれる●

　また掃除や後片づけの時間は，臨床中に難しい顔をしている先生方とも談笑できる時間でもあります。思わぬ共通点や，意外な一面が発見できるかもしれません。

●掃除の精神的な利点●

　日本の学校ではどこでも掃除の時間というものがあって，学生が掃除を行うことが普通になっています。しかし，世界に目を向けると，学校で掃除を義務化している国はヨーロッパではほとんどなく，アジアでも清掃を義務化している国は，日本以外ではベトナム，韓国，台湾だけです。

　掃除が学校の教育に取り込まれている理由は，仏教の教えと深い関係があります。仏教では掃除は，悟りに至るための修行のひとつとして考えられています。沈黙のなかでただひたすら目の前の環境を美しくする。美しい環境にしていく過程で自分の心の煩悩も捨て去ることができる，という考え方です。掃除を行うことは，普段と違う目線で今まで見えなかった塵に気づき，自己に気づき，内面を見つめる修行だそうです。

● 「気づく」ことの練習 ●

　掃除によって養われる「気づく」能力というのは，医療においても重要なことです。作業療法士・理学療法士の実践に必要とされる知識や技術も，年々発展しています。そのなかで，専門職としての自己に気づき，内面を見つめることによって，知識と技術に磨きをかける努力を重ねていかなければなりません。

　さらに，患者さんがどう考えているか，ほかの職種の人がどう考えているか，いつも面と向かって言われるわけではありません。そうしたときに必要なのは，「どれだけ自分で気づけるか」だと思います。

● 掃除で頭も整理整頓 ●

　ここからは余談ですが，普段の私の机は大概散らかっていて，あまり整理整頓されているとはいえません。ただし，私は物事の考えに行き詰まったときには，掃除や整理整頓をするようにしています。そんなときには，新たなアイデアが生まれたり，考えがまとまったりすることがあります。皆さんもレポート作成に行き詰まったときには，整理整頓をしてみてください。ただし，整理整頓ばかりしていたのでは，レポート作成が間に合わなくなりますので，ほどほどに。

（香川真二）

第2節　臨床実習の実際

12. 休日の勉強会への参加

> 日曜日の勉強会に誘われたのですが，参加しないとダメですか？

ワンポイント・アドバイス！

基本的には参加しましょう。しかし，体調が悪いときや，課題に追われて大変なときは断りましょう。

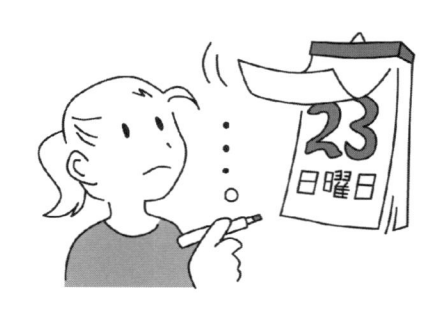

●勉強会に誘う意図●

「臨床実習中は疲労の極致にあるのに，日曜日まで勉強会に出るなんてやっていられないよ！」と，学生のころの私なら思ったでしょう。しかし，いざ教育者になってみると，「それも臨床実習の一環だよ」と言いたくなります。たいていの実習指導者は，教育的指導上の意図があって，学生を勉強会に誘っていると考えられるからです。

●教育的価値の視点から●

実習指導者は，勉強会に参加することによって，学生が担当する患者さんの治療に役立つ知識が得られたり，学生の視野が広がると考えて誘っているのかもしれません。ほかにもさまざまな理由が考えられますが，基本的に実習指導者は，日曜日の勉強会に誘うだけの教育的価値があると判断

している，と考えたほうが無難だと思います。

　なので，「たまの日曜日ぐらい……」という思いをグッとこらえて，実習指導者の誘いに快く応じ，勉強会に参加するようにしましょう。きっと担当している患者さんの理解が進んだり，医療者としての視野が広がったりすることと思います。

●勉強会を有意義にするために●

　もちろん，ただぼんやり参加しているだけでは，勉強会に参加する効果を引き出すことはできません。ここでは，勉強会への参加を，より有意義にするためのコツを表2-2にまとめましたので参考にしてください。

●欠席したほうがよい場合●

　もちろん「日曜日の勉強会に絶対参加しろ」というわけではありません。たとえば，体調が悪かったり，これ以上無理すると精神的に参ってしまいそうな場合は，そのことを実習指導者に伝えて勉強会の参加を断るようにしましょう。

　また，ケースレポートやデイリーノートなどを書いたり，他に出された

表2-2　勉強会を有意義にするコツ

一般的なコツ
(1)　参加目的（問題意識）を明確に意識する
(2)　勉強会の内容を自分自身の臨床にひきつけて考える
(3)　二，三つの質問を必ず行う
(4)　最低でも一，二つは自分の意見を述べるようにする
勉強会の意義を見出せない場合
(5)　勉強会の意義を最大限引き出すには，どういう観点が必要かを考える
(6)　(5)で得られた観点から，勉強会の内容をとらえなおしてみる

課題ができそうにない場合も，日曜日の勉強会への参加は断るようにしましょう。無理して日曜日の勉強会に参加して，翌日（月曜日）から始まる臨床実習を休んでしまったら，元も子もないためです。

●参加する判断基準●

言い換えれば，日曜日の勉強会への参加は，教育効果を高めるためのオプションであることを押さえて，あくまでも「臨床実習をやり遂げるためにはどうすればいいか」という観点に照らし合わせながら，参加の有無を決めていけばよいのです。

ただし，くれぐれも「面倒くさい」などの理由で日曜日の勉強会への参加を断るのは止めましょう。そういう学生の態度って，学生自身が思っている以上に実習指導者は感じ取っていますし，頑張らねばならないところで頑張れなかった経験は，決してプラスにはならないためです。

●参加しないと実習中止と言われたら●

なお，もしも実習指導者から「日曜日の勉強会の参加を断ったら実習中止ね」などと言われるようであれば，それはまったく次元の異なる問題ですから，そのときはあなたが所属する養成校の教員に相談しましょう。

まともな教員であれば，実習指導者の真意を確かめたうえで，学生のキャパシティに応じた教育環境の調整に向けて，鋭意努力してくれるはずです。

（京極　真）

第2節　臨床実習の実際

13. 病院行事への参加

> 文化祭などの病院行事に行きたくないのですが，欠席しても大丈夫ですか？

ワンポイント・アドバイス！
病院行事を休むという行為は，実習の合否に関わる決定的な判断材料にはならないと思います。

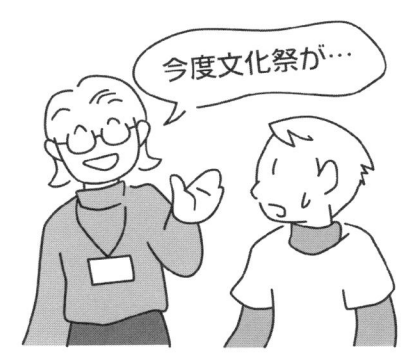

（今度文化祭が…）

　実習指導者から「病院行事があるので参加してください」と言われたものの，行きたくないとしたらどのように対処したらよいでしょうか。とっさにその日の用事をでっちあげて休む方法をとりますか？　それでうまくいくこともあるでしょうが，やはりウソは好ましくないですね。

●参加したくない理由は●

　ところで，あなたはどうして行事に参加したくないのでしょうか。ひとことで「行きたくない」といっても，その理由はたとえば，日々睡眠不足で疲れているから気力がない，ケースレポートが間に合わない，実習の課題に追われていて余裕がないなどの状況から発生しているのではないでしょうか。私の感覚では，臨床実習に行けるレベルの学生が，ただ単に「サボりたいから」「面倒くさいから」などの怠慢な理由で，病院行事に参

加したがらないことはおそらく考えにくいのではないかと思います。

●実習指導者への伝え方●

そうだとすると，実習生としては，「行事に参加したくない」と思わざるをえない自分の状況を，実習指導者にどのように伝えることができるかが，大きなポイントになると思います。たとえば，行事に出ることで，決められていた課題の提出期限にまったく間に合いそうにないと予測されるならば，現在の進捗状況を実習指導者に報告し，相談・指導を受けることが必要になります。実習指導者は，行事に出ることの教育的意義と学生の置かれた状況を，天秤にかけながら判断をすると思います。

その際，実習指導者を不快にさせないよう配慮することがとても大切です。そのうえで，実習指導者の意見も尊重しつつ，休むことを了解してもらってください。不快にさせない断り方のコツを表2-3にまとめましたので参考にしてください（学生のもつ伝え方のスキルにも左右されますが）。

なお，もしも実習指導者に相談しなくても自己調整できそうであれば，その状況を報告する必要は特にないと思います。ちょっとでも気持ちに余裕のある学生は，たとえば自分が理想とする課題の達成度よりも，現実のゴールを少し下げて，内容を簡潔にし，限られた時間でまとめ終えることができるかを検討するとよいでしょう。

表2-3　不快にさせない断り方のコツ

相手を不快にさせない断り方	具体的な言葉の例
誠意を表す	「自分の余裕のなさが皆さんにご迷惑をかけることになり……申し訳ありません」
相手の状況を察する	「先生方がお忙しいところお手伝いできなくて本当にすいません」
全体の状況を察する	「病院全体で取り組む貴重な機会に参加できなくて……申し訳ありません」

●行事参加は絶対の場合●

　相談をした結果，実習生の状況はまったく考慮されることなく行事参加を促された場合は，その実習地では，学生を単なる学習者として見ているのではなく，社会人としての行動を要求しているんだな，と受け止めてください。その場合は，よほどのことがない限り，行事に参加することも実習の課題と位置づけ，積極的に取り組むしかないでしょう。

●やんわりと誘われた場合●

　他方，実習指導者が「文化祭があるから遊びに来てください」とか，「よかったら見に来てください」という言い方で，病院行事への参加をやんわり誘ってきた場合はどうしたらいいでしょうか。その場合は，実習指導者に「自分にお手伝いできることがありますか」などいったん持ちかけたうえで，相手の反応を見て出欠するかどうかを決めてください。それとなく誘われたときは，積極的にコミュニケーションをとる態度が重要だと思います。これができていれば，休む・休まないは大きな問題にならなくなりますよ。

●日ごろの振る舞いが大事●

　ただし，人間の認知の仕方は，日常的に観察される行為を，一つのカテゴリーとしてまとめる傾向（属性的特質）があります。仮に実習中に何回も遅刻，欠席をしてしまっている経過があり，そのうえで行事参加を断わる場合は，欠席した行為が普段の怠慢な行為と同じカテゴリーであると判断され，社会性が劣っていると評価を受けるかもしれません。実習に望む態度面は，あらゆることから判断されているということを賢明に考慮したうえで，出欠を決めてください。

（河野達哉）

第2節　臨床実習の実際

14．休息のコツ

> たまの日曜日ぐらいはリフレッシュしたいのですが，レポート作成などで結局忙しく過ごしてしまいます。臨床実習中の息抜きのコツはありますか？

ワンポイント・アドバイス！
まずは時間の使い方の工夫と，少しの時間でもできるリフレッシュの方法を身につけることです。人が生きていくためには，余暇活動を外すことはできません。

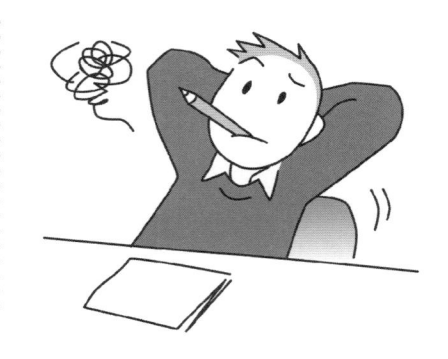

●余暇も必要●

　日常生活動作，仕事や学習，余暇活動のバランスが取れていることは，人が生きていくうえで非常に重要です。自分自身の今までの生活を振り返ってみると，日常生活動作だけをしてきたわけでもないし，かといって勉強や仕事だけをしてきたわけでもない。勉強や仕事もするし，当然ながら日常生活活動もしてきたことでしょう。

　しかし，それらだけではなく，自分自身にとって楽しいことや趣味活動など，いわゆる余暇活動も行ってきたと思います。この余暇活動は自分自身にとってどのような位置を占めていたのだろうかを考えてみると，日常生活動作や仕事や学習と同じくらいに，自分自身が生きていくうえで必要なことと思えるのではないでしょうか。

人が日常的に行っているいろいろな作業のバランスは，人によって違いはあります。実習のように厳しい教育環境では，余暇活動は軽視されがちです。しかし，余暇活動は人間が生きていくうえで外すことはできないものと考えられます。つまり，臨床実習中であっても，この余暇活動を行うことができることは，学生にとって重要であるということになります。

●工夫①：時間を区切る●

　では臨床実習中に自分にとって重要な余暇活動を行うための工夫は，どのようにしたらよいのでしょう。

　まずは，時間の工夫が挙げられます。だらだらと過ごさずに，時間を決めてレポートなどの作業を終わらせることです。この時間の区切りをつけておかないと，レポートなどの作成に時間がかかってしまい，結局，日曜日であっても一日中，自分の部屋に閉じこもっていることになってしまいます。「今日のレポートは何時までに終わらせよう。その後はリフレッシュに○○をしよう！」と計画を立てることです。このようにすることで，レポートを終わらせた後に自分自身にとっての楽しみがあるので，レポートを書くのにも力が入ります。

●工夫②：食事時間を利用する●

　こんな工夫もできます。それは，食事などの必ず生活のなかで行わなければならない時間帯の利用です。日曜日にレポートを書き上げなければならないような非常に忙しいときでも，昼食をとることは必要です。このような時間帯を利用して，リフレッシュしましょう。

　たとえば，1時間は食事で外出して楽しんでくる。外出しなくても昼食時間は1時間しっかりとる。このときに，1時間食事をしていることはないので，食後にリフレッシュの時間をとるなどの工夫ができます。

●頭の切り替えに使う●

　精神的に追い込まれた状態で実習を行っていても，効率は悪くなる一方です。そのようなときに，先にご褒美としてのリフレッシュをしたほうが効率が上がるときもあります。

　ただし，当然ながら先にリフレッシュを行った場合には，その後にはやらなければならないことがあるので，あらかじめ時間を区切っておかなければなりません。「何時からはレポートを書くことに専念するぞ！」と明確に決めておくことです。

●作業の順序を変えてみる●

　また，やらなければならないことが非常に多くあるときなど，時に行き詰ってしまって作業が進まないときがあります。時間ばかりが過ぎてしまいます。そのようなときにはその作業は中断して，他のやらなければならない作業をやってみると，意外と作業が進むときがあります。

　つまり，手詰まりのときの方法を工夫することで，作業が止まってしまうなどの無駄な時間を短縮して，リフレッシュタイムをつくることができます。

●課題が多すぎるときは●

　最後に，いろいろと工夫しても時間が取れないのならば，実習中の課題の絶対量が多すぎる可能性があります。そのようなときには，まず養成校の担任に相談してみることです。日曜日などの休日，まる一日実習に関する書きもので終わってしまうような事態が続くようになる前に，担任に相談しましょう。

（石井孝弘）

第2節　臨床実習の実際

15. 臨床実習中の就職活動

> 臨床実習中に就職活動をする場合，注意すべきことはありますか？

ワンポイント・アドバイス！
実習先と養成校双方との，綿密な「打ち合わせ」と「確認」が必要ですよ。

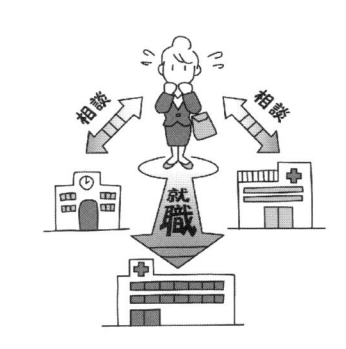

●就職は人生のキーポイント●

　就職活動は，今後の人生にとって大きな意味をもちます。昔から，人生には，出生，進学，就職，結婚，死亡の五つのエポックがあるといわれています。最初と最後は，自分でコントロールできるものではありません。ところが，残りの三つは，自分でコントロールできる可能性がありますし，選択の自由があるのはいうまでもありません。近ごろは，それらを複数回経験する人もたくさんいるようですが……。

●養成校で就職をサポート●

　作業療法士・理学療法士として活躍することを志望したからには，進学と就職活動が同じ場所で進められます。つまり，養成校です。大学であれば「学生課」と担任，あるいは就職担当教員，専門学校であれば主に担任

第2章　臨床実習中　　*101*

と就職担当教員が，その任にあたります。担当者は，単に求人票が来て，「はいはい」と事務処理をしているわけではありません。特に担任は，学生の個性，希望，向き不向きなどを在学中に経験的に感じ取りながら，求人情報の整理を行っています。

●就職説明会の時期●

さて，ご質問の件ですが，これは就職活動の時期が，臨床実習中のいつになるか，すなわち，平日なのか休日なのかによって多少の違いはあるでしょう。たとえば，養成校は，実習期間のうち，臨床実習を行っていない時期（たとえば，土日祝日，夏休みなど）に，就職説明会を開催することがあります。就職説明会で学生は，希望する分野の病院・施設から派遣された方々と，面談することになります。具体的な病院見学や就職試験などの日程は，この就職説明会で確認することができます。

●説明会が実習と重なった場合●

その際，もし実習実施中に就職試験があるようであれば，担任あるいは就職担当の教員に相談することです。相談では，実習先の先生方に就職活動で実習を休むことを誰がいつ伝えるかなどを話し合い，スケジュールの調整と確認を怠らないようにしてください。そして，実習実施中の就職活動の詳細が決まれば，実習指導者に就職活動のスケジュールを確実にお伝えし，許可を得ておくことが重要です。

●内定をもらううえでの注意点●

一般大学においては「青田買い」と称し，すでに3年生の夏に「内定」を数社持っている人が多くなってきたと聞きます（もっとも，景気によっても大きく左右されるので，この本を読んでくださっているときは，どうなっているかわかりませんが）。しかし，この業界では基本的に「青田買

い」はありませんし，複数の内定もありません。少なくとも国家試験を受験する以前に就職活動に臨むのですから，もし，実習で不合格になったり，国家試験につまずいたら，学生のほうが「契約違反」を犯すわけですから，慎重に進めましょう。

　また，学生は就職担当の職員や担任から「内定をもらう病院・施設は1か所限定でお願いします」と言われると思います。病院・施設との信頼関係を崩すと，養成校としては実習を受け入れてもらえないリスクが生じるためです。それはまた，あなたの後輩の育成に悪影響が生じることを意味しますから，できる限り問題を起こさないよう肝に銘じておきましょう。

● **内諾を得るうえでの注意** ●

　ただし，独立行政法人や公立の病院・施設によっては，募集時期が早めに設定され，かつ内定の通知が遅いことがあります。そのため，学生の立場からすれば，滑り止めで他の病院・施設の内定を確保しておきたいという心情も理解できます。そういう場合は，就職担当者や担任にあらかじめ相談しておいてください。

　民間病院も厳しくなって，採用には心を配っています。人気が高い病院の就職試験は，すごい倍率になることが予想されます。そのぶん，病院の採用担当者は，入念な計画を立てて採用の可否を決めています。病院に迷惑をかけないためにも，複数の病院を受験する場合は，必ずそのことを病院に伝えておきましょう。

（徳永千尋）

第3節　患者さんとの関わり方

1. 信頼関係の築き方

> 患者さんと治療的信頼関係を築くためのコツとか留意点は，どのようなものですか？

ワンポイント・アドバイス！
治療的信頼関係は，感謝と誠意，情報と距離，自己点検の三点を心がけることで築きやすくなります。

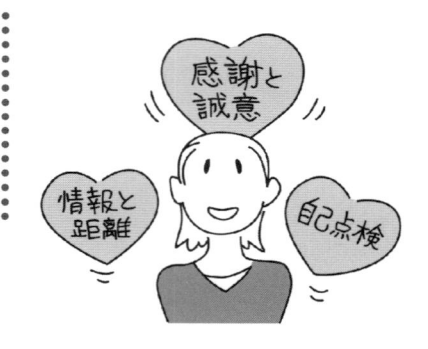

　端的にいえば，治療的信頼関係を築くポイントは，①感謝と誠意，②情報と距離，③自己点検，の三つに絞りこめると思います。

●患者さんに対する感謝と誠意●

　まず①について。臨床実習中に担当させてもらう患者さんに対して，学生は常に「感謝」の気持ちで接し，「誠意」をもって対応することです。治療的信頼関係といっても，最初は「出会い」から始まります。第一印象で患者さんは学生のことをさしあたり判断します。そのときに，自信のなさからくるおどおどした感じや，びくびくした態度では，相手に不安を与えてしまいます。今後の自分自身の成長の糧にさせてもらうことへの感謝，そして患者さんのことを一生懸命に考える誠意を尽くす姿勢が，相手に安心感を与え，信頼関係を築く土台になると思います。

感謝と誠意を伝えるコツは，①相手の目をしっかり見る，②言葉は明確にする，③相手の話にうなずき共感的に接する，④相手の状況を察する，⑤笑顔を忘れない，の五つに整理できると思われます．特別な技能が要求されるわけではありませんので，患者さんを担当するときはぜひ心がけてみてください．

●情報の受け渡し●

　次に②についてです．情報とは，患者さんが発信する言語的，あるいは非言語的なメッセージのことです．最初に行うべきは，この患者さんの発信するメッセージをしっかり受信することです．このとき，発信側（患者さん）に難がある場合は，それを補う努力を受信者側（学生）がしなくてはなりません．つまり，患者さんが発信しやすくなるよう援助するか，学生がより同調できるようにアンテナを高くする（共感性を上げる）ことで対応しましょう．

　その後に，学生から患者さんに対して発信していきましょう．簡単なことのようですが，実は意外と注意が必要です．人間の認知はとかく偏りがちで，知らないうちに思い込みが入っています．感じたことや，思ったことを言語化するときに，正確に変換することの難しさを認識しておきましょう．その認識が，患者さんとの意思疎通をうまくとる基礎になります．

●人との関係づくり①：物理的な距離●

　以上，情報という概念で説明しましたが，もうひとつ重要な概念があります．それが「距離」です．

　距離には，「物理的距離」と「心理的距離」があります．人間は誰でも，人との間に安全を感じる距離があります．それはちょうど，手を伸ばしてもぎりぎり届かない距離といわれています．実はこれは，生命の危機を回

避できる距離なのです。特に初めて患者さんと接するときは，この物理的距離を考慮しておくと，圧迫感を与えることなく治療的信頼関係を築きやすくなることでしょう。

●人との関係づくり②：心理的な距離●

では，もうひとつの心理的距離は，どのようにとらえたらよいでしょうか。簡単なたとえでは，仲良くなったと感じる，嫌いになったと感じる，これが心理的距離です。前者の場合，心理的距離が近いといいます。逆に，後者は心理的距離が遠いといいます。治療的信頼関係を築くうえで，心理的距離を意識しないといけないときは，心理的距離が近いときでしょうか，それとも遠いときでしょうか。

意外に思われるかもしれませんが，実は心理的距離が近いときこそ，距離感を注意する必要があるのです。というのも，心理的距離が近いと感じるときは，どうしても患者さんのひそかな警戒心や防衛感を把握しにくくなるため，かえって学生は配慮のない関わりになってしまう可能性があるためです。

●自己点検を怠らない●

最後に③について。上記のように，患者さんの状態や距離を意識して関わっても，その日の自分の状態によって患者さんに与える影響も変わり，また患者さんの反応も変化します。さらには，自分自身の状態がどうあるかによって，患者さんから感じ取れることも変わってしまいます。治療的信頼関係は，患者さんだけでなく，学生自身のもつファクターも大きく関わってくるため，日ごろから自己点検を通して，自分自身の状態を把握する努力が求められるのです。

（河野達哉）

第3節　患者さんとの関わり方

2. 間違いの訂正法

> 患者さんに間違ったことを教えてしまった場合，どうすれば信頼関係を壊さずに間違いを訂正することができますか？

ワンポイント・アドバイス！

まずは，自分自身の思いを実習指導者に伝え，指導を仰ぐとよいでしょう。しかし，原則は間違ったことをそのままにしないで，まずは「すみません」「ごめんなさい」という，自分自身の過ちを謝罪することから始まります。

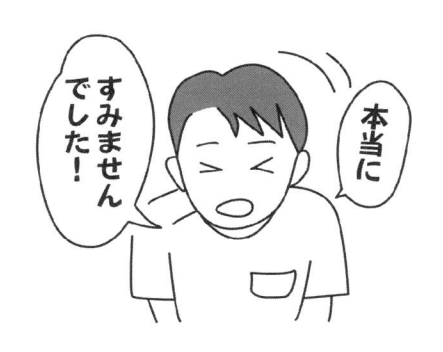

●早々に信頼関係をつくる●

　早い時期に，患者さんとの信頼関係をつくっておくことが重要です。臨床実習は，学生も担当する患者さんも，お互いに初対面ですのでわからないことばかりです。そのようなときに，何か失敗するようなことがあると信頼関係はすぐに壊れてしまいます。たとえば，まったく知らない人に何かを壊されるようなことがあると，とても怒りますよね。しかし，相手が親友であると，少しくらい何かを壊されてしまうようなことがあっても，それが故意でなければ，「いいよ，いいよ」「ごめんね」で解決してしまうと思います。ですから，早い時期に患者さんとの信頼関係の構築に努力しましょう（信頼関係をつくるコツは前項を参照）。

● **訂正する勇気をもつ** ●

そして，間違ったことを教えてしまった場合は，それを訂正する勇気をもつことも重要です。何か自分自身に非があるときにそれを修正することは，その後のことを考えるとなかなか難しいことと思います。なぜならば，その後に自分自身にとって，もっと辛いことが訪れることもあるからです。しかし，間違ったことを訂正しないことのほうが，後々重大な問題に発展しかねません（たとえば，重大な副作用を生みだすような自己トレーニング法を教えてしまった場合など）。

● **訂正はすぐに行う** ●

患者さんに間違ったことを教えてしまったとき，そのままにしておけば患者さんはそれを信じて，さまざまなことを考えることでしょうし，いろいろと行動するでしょう。また患者さんの家族も，言われたことに基づいて行動するので，間違いを訂正しないままでいると，それによる問題は雪だるま式にどんどん大きくなっていってしまいます。こう考えると，間違いの訂正はいち早く行われることが重要だと理解できます。ですので，患者さんに間違ったことを教えてしまったときには，早め早めに行動して訂正することです。

● **実習指導者に相談を** ●

とはいっても，自分自身ではどのように動くのが最良の方法なのか，わからないことでしょう。やはりそのようなときには，実習指導者に事情を話して指導を仰ぐことが重要です。もちろん，患者さんに間違ったことを教えてしまったことに学生自身が気づいた時点で，実習指導者には報告する必要があります。たいていの場合，その時点で実習指導者から，次に何をしたらよいのかを指導されることになると思いますので，その指導のも

とに，学生自身が動くことになります。自分自身だけで悩まずに，まずは実習指導者に相談することが大切なことです。

●訂正するときの注意●

次に，患者さんに訂正するときの注意です。これは今回の問題のような場合のみならず，患者さんと話をするときの学生がとるべき態度にも通じることです。

人とコミュニケーションをとるときに相互に影響を与えることとして，視線の高さがあります。相手よりも高い視線から話をするだけで，相手に威圧感を与えることになります。お互いに立っている状態では，それだけで患者さんよりも視線が高いことがあります。

もっとも自分自身の間違いを訂正するときに，立ち話でそれを伝えること事態がありえないことです。ではどうしたらよいのかといえば，お互いに椅子に腰かけて話を進めるのがよいでしょう。そうすることで，お互いに落ち着いて話をすることも，聞くこともできます。

また，患者さんが車椅子に座っているときだったり，ベット上に横になっているときには，立ったまま話をするのではなく，視線を同じ高さか，もしくは低くするためにはしゃがんだ姿勢で話をするのがよいと思われます。もちろん言葉遣いには，充分注意が必要です。

●結果を実習指導者へ報告●

話した後には患者さんが理解できたのか，納得してくれたのかなどが確認できればなおよいでしょうし，当然ですが，そのときの状況を実習指導者に報告することが重要です。

（石井孝弘）

第3節　患者さんとの関わり方

3. 治療拒否への対応法

> 患者さんから「しんどいことはしたくない」と治療を拒否されました。どう対処すべきですか？

ワンポイント・アドバイス！

身体的にしんどいのか，精神的にしんどいのかを判別しましょう。精神的にしんどさを訴えているときには，ゆっくりと，共感しながら，話を聴きましょう。

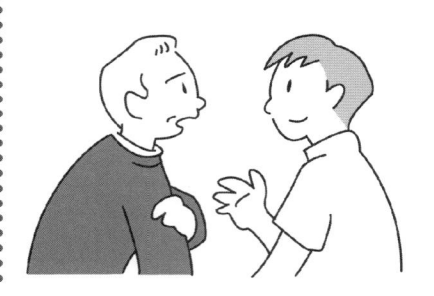

●治療中断も選択肢●

　運動の強度を厳密に設定したとしても，体力が低下している患者さんの場合には，身体的にしんどいと感じることがあります。身体的なしんどさの場合には，運動や作業をいったんやめて，念のためバイタルサインを測定しましょう。さらに問診によって，具体的にどこが，どのように，どうするとしんどいのかを，聴いておきます。そして，体調に異常を認める場合には，無理をせずに休ませることも大事です。その際，どのような理由により休みにしたのかを実習指導者に報告して，カルテ（記録用紙）に記載しましょう。

●患者さんの気持ちに共感する●

　リハビリテーションの臨床において，患者さんが「しんどいことはした

くない」と言われるときには，精神的なしんどさを訴えているときが多いでしょう。

　障害を抱えたショックや，リハビリテーションの効果が上がらないことを実感することは，患者さんにとって大変苦しいことです。そのなかにあって，患者さんや家族が不安にさいなまれながらも現実を直視し，あるがままの自身の存在に価値を見いだし，障害のある自身を尊重・尊敬し，障害を心理的に受け入れることを，「障害の受容」といいます。その途上過程におられる患者さんと接するときの基本は，ゆっくりと話を聞いて，そのしんどさにできるだけ共感することです。

●聞くことの難しさ●

　患者さんの話を聞くことの重要性は，改めて強調する必要もありませんが，患者さんが伝えたいことの本質を引き出すためには，ある程度の技術が要求されます。「どうしてしんどいの？」「何でしたくないの？」と，情報を収集するためだけに患者さんの話を聞いていると，知らず知らずのうちに事情聴取のような聞き方になってしまいます。これでは，医療者側からすると話を聞いているつもりでも，患者さんの側からすると話を聞いてもらっていないと感じる，といったすれ違いが起こります。

●傾聴と受容●

　そこで，患者さんと会話をするときに筆者が心がけているのは，傾聴と受容です。もし，一度でも患者さんの状態を経験することができれば，患者さんの本音を知ることができるでしょう。事実，同じ障害をもった患者さん同士が会話をしている（ピア・カウンセリング）ときには，自然と共感が生まれて，精神的な変化が見られることは知られています。

　しかし，健常者には，患者さんが感じている世界を体験的に知ることはできません。だからこそ，会話により患者さんの体験している世界を知ろ

うとするのです（傾聴）。そのためには，両者からの歩み寄りが，前提として必要になります。時として患者さんの言葉は，体験したことのない者にとっては信じ難いこともあります。しかし，何が真実かではなく，この患者さんにはそう感じられているのか，という観点で話を聴くようにしています（受容）。そして，患者さんの言葉を聴き，自分の想像性をもって歩み寄るように努めていけば，自ずと共感が得られます。

●訓練課題も再設定●

　訓練課題にも工夫が必要になります。毎日，同じ課題を繰り返していたのでは訓練に飽きるし，ましてや訓練の効果を患者さん自身が感じられないと，なおさらやる気は出てきません。そこで，訓練課題を患者さん自身が自分の変化に気づきやすい課題，そして成功率が70％ぐらいの課題を設定するとよいでしょう。成功率が向上していく成功体験の積み重ねは，患者さんだけでなく，自分自身にとって大きな自信にもつながります。

（香川真二）

第3節　患者さんとの関わり方

4. 患者さんが怒り出したときの対応

> 昨日までずっと穏やかだった患者さんに，突然「学生のお前にオレの麻痺が治せるのか?!」と怒鳴られました。あまりに突然のことで頭が真っ白になりました。私はどう応えればよかったのでしょうか？

ワンポイント・アドバイス！
まずは実習指導者に相談しましょう。そのうえで，何がその患者さんに大声を出させたのかを考えてください。

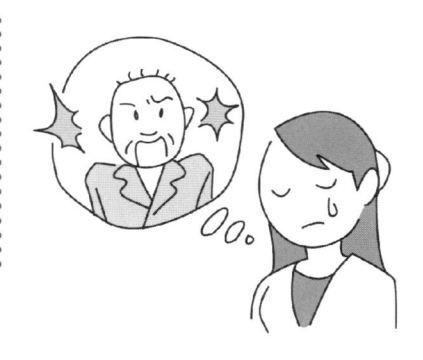

●患者さんの話を"聴く"●

　人の心は常に一定ではなく揺れ動いています。その揺れは突然大きくなったりします。特に，将来に不安が生じたり，未来が想像できないと，人は喜怒哀楽を表に出現させます。喜怒哀楽を出すということは，人間らしさの表れです。そういう心の変化を踏まえて，まずは患者さんの話をよく聴くということです。

　この際，軽はずみに「共感できる」といった態度は見せてはなりません。患者さんの身体麻痺をまったくもって同じように共感することはできません。なぜなら，あなたはその麻痺を一度も経験したことがないからです。「リハビリテーションを頑張ったら麻痺は必ず良くなりますよ」など

第2章　臨床実習中

の声かけは，患者さんにとっては三人称のことばにすぎません。

●何に対する怒りかを推察●

　もし，あなた（一人称）ではなく，学生（三人称）が担当していることに怒りがあるのであれば，実習指導者に相談すべきでしょう。一方，あなた自身に対しての怒りであれば，今までの関係性に問題があったに違いありません。そのときは，声をよく聴き，怒鳴りつけた（怒鳴られた）結果を取り上げるのではなく，その背景となった経緯を聴き，推察することが先です。その際，一方向に聴くのではなく，自らの対応や技術のどのようなところに不満が生じたかを謙虚に聴き，双方向（二人称の関係）に問題の所在を明らかにすることが大事でしょう。そして，どのような治療を望んでいるのかを率直に聴くべきです。

　病院自体にいらだっている場合は，もはや学生が対応できるレベルを超えていますので，実習指導者に対応してもらうことをすすめます。その際，他の治療を提示でき，選択肢を広げることも，こうした問題を解決していくためには必要です。

●患者さんの心のケア●

　未来を想像することができなかったり，その想像が自分の欲求と大きく異なってしまうと，快・不快の中枢である大脳辺縁系が大きく働きます。これは健康な体をもっている人も同じです。未来が見えない自分を想像してみてください。そこには感情的になっている自分の姿が見えませんか？まさに患者さんはその状態になっているのかもしれません。セラピストの視点ではなく，人間の視点から，もう一度患者さんの心をケアすることは，重要なリハビリテーション過程です。

（森岡　周）

第3節　患者さんとの関わり方

5. 指導法のコツ

> 患者さんに合わせた指示の出し方には，どのようなやり方がありますか？

ワンポイント・アドバイス！
患者さんへの指示は，具体的で，かつ，わかりやすいものにしましょう。

Who（誰が）
What（何を）
When（いつ）
Where（どこで）
Why（なぜ）
How（どのように）

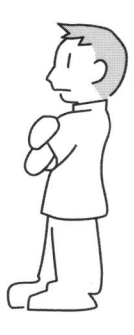

●患者さんへの指示の目的●

　まず確認しておくべきは，そもそも「なぜ患者さんを指導する（指示を出す）という"目的"をもったのか」という点です。指示（指導）というのは，基本的に「行うべきこと」「行ってほしいこと」「行ったほうがよいこと」を伝えるための，コミュニケーション法です。

　したがって，上記の疑問の背景には，おそらく「ADL が自立できるよう行動学習したほうがよい」「服薬管理ができるようになってほしい」「廃用性症候群を予防するため，病棟で自主トレーニングを行ってほしい」などの目的があるのではないでしょうか。

●指示は確実に伝える●

　ということは，指示の出し方・やり方は，患者さんの感情や思考，行動

を変えたり，あるいは促したりする目的に応じたものにする必要がある，ということになります。そのためには，何よりも指示の内容が理解でき，しっかり伝えることが重要になってきます。もしも，患者さんが指示の内容を理解できなかったり，指示そのものが伝わらなかったら，患者さんに何らかの変化を引き起こすことはできないためです。

●指示は具体的に●

そうしたことを踏まえると，指示の出し方・やり方のポイントは，「具体的」であり，かつ「わかりやすい」もの，ということになってきます（表2-4）。

指示が具体的でない場合，患者さんは何をどのようにすればよいのか見当がつきません。しかし，指示が具体的であれば，どう思考し，行動すればよいかが明瞭になるため，指示によって言動の変化を引き出しやすくなります。

指示を具体的に行うコツは，単純にいえば5W1H（Who〈誰が〉，What〈何を〉，When〈いつ〉，Where〈どこで〉，Why〈なぜ〉，How〈どのように〉）を満たすよう工夫すればよいでしょう。

表2-4 指示（指導）の出し方の例

	悪い例	良い例
具体的である	ときどき痛いところをマッサージするようにしてください。	1日5分，患部を軽くもみほぐすようにして触ってください。痛みが増すようであればすぐやめてください。
わかりやすい	右肩関節の拘縮予防のため，病室でも屈曲，伸展，外転，回旋運動を行うようにしてください。	右の肩が動きにくくなる可能性があるので，1日のうち30回程度は肩を前後左右に動かしたり，ぐるぐる回したりするようにしてください。痛みが増すようであればすぐやめてください。

● **指示はわかりやすく** ●

　また，指示が難しすぎる場合，患者さんはその内容を理解できませんので，当然のことながらそれによって患者さんを変化させることは，困難になってきます。しかし，指示の内容がわかりやすければ，患者さんはその内容を理解できますので，結果として言動の変化を導きやすくなると考えられます。

　指示をわかりやすくするコツは，できるだけ専門用語を使わないようにすることです。そのためには，日ごろから専門用語を日常用語に置き換える練習をしておくとよいでしょう。

● **代理人にも同様に** ●

　患者さんに重度の意識障害や認知症，精神障害があると，具体的でわかりやすい指示を出しても，言動の変化を導くことは非常に難しくなります。そうした場合，患者さんの代理人（家族や介護者，病棟・施設のスタッフ等）となる方に対して指示を出すことも，少なくありません。その際でも，指示の内容が具体的で，かつわかりやすいものであるという原則は，そのまま適用されると考えておいてください。

● **受容と共感は必須** ●

　ただし，指示を下手に行うと，相手の主体的な言動を抑制することにもなりかねないので，その前提としては患者さんや代理人の言動を受容し，共感できていることが求められます。

〈京極　真〉

第3節　患者さんとの関わり方

6. インフォームド・コンセントの留意点

> 担当の患者さんにインフォームド・コンセントを行う際の留意点はありますか？

ワンポイント・アドバイス！

「選択権は患者さんにある」ということを念頭に置きながら，医療行為の名称，内容，期待される効果，リスクは必ず伝えてください。くれぐれも誘導尋問にならないよう注意してください。

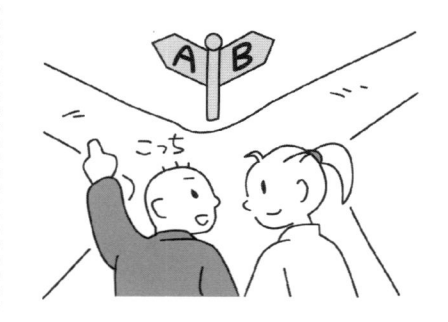

●インフォームド・コンセントとは●

　医療行為を行う際に，その患者さんに今から行うことに関する内容を理解できるように説明し（informed），その方針に合意（consent）していただくことを，インフォームド・コンセントといいます。

●告知内容●

　インフォームド・コンセントにおいて，必ず説明しておくべきことは，①今から行う医療行為の名称，②内容，③期待されている結果，④リスクです。

　リハビリテーションにおいては，①どのような障害であるか，②それに対するリハビリテーション治療はどのようなものがあるのか，そして，そ

のいくつかの治療の利点・欠点を提示し，③治療しない場合はどのような経過をたどる可能性があるかを説明します。

●告知内容の詳細化●

最近では，科学的根拠に基づいた代替治療，副作用や成功率，費用，予後までも含んだ正確な情報を，患者さんに与えることが望ましいとされています。具体的には，当該障害の治療経験や成績を求められる場合があります。しかしこれに関しては，リハビリテーション医療ではなかなか難しいとされています。なぜなら，リハビリテーションを成立させている主たる要因に，患者さん自らの能動的な運動や作業が含まれているからです。

●信頼関係を築く●

インフォームド・コンセントはリハビリテーション過程において，特に初回面接時に行われます（なお，作業療法の場合，リハビリテーション過程全体を通して，適宜インフォームド・コンセントを実施するプロセスモデルが重要といわれています）。その際，最も重要なことは，患者さんと信頼関係を築くことです。理学療法や作業療法を成功させるためには，患者さん自身の能動的な関わりが必要です。受け身では成功しません。そのために信頼関係は不可欠です。

●選択権は患者さんにある●

医療行為の説明は，できるだけ専門用語を使わず平易なことばを用い，けっして誘導尋問にならないように留意することです。同時に，患者さんやその家族からニーズを聞きだし，患者さん自身に治療を選択させるように配慮すべきでしょう。選択した医療行為やサービスに伴うリスクを説明するとともに，得られる成果についても説明を加えなければなりません。

●**同意は書面で**●

　患者さんのニーズを踏まえ，ある程度の説明を終えたら，十分に納得が得られその方針を受け入れる場合にせよ，拒否する場合にせよ，患者さん側に「十分な説明を受け理解したうえで，同意します／拒否します」という，書面での意思表示を求めましょう。なお，必ず書面で合意を得るべきという法的根拠はありませんが，できる限り書面で同意を得ておくことを推奨します。

●**選択肢を吟味する時間を与える**●

　医療行為においては早急な対応が不可欠ですが，患者さんならびにその家族の理解が不十分なまま意思表示を求めてしまうと，その後の医療行為の最中において，さまざまな不満が出現することも少なくありません。患者さんに選択の余裕を与えて同意を得ることが肝心です。

（森岡　周）

第3節　患者さんとの関わり方
7. 担当外の患者さんから治療を求められたときの対応法

> 担当していない患者さんから「わしも見てくれや」と言われたときは，どうすればいいですか？

ワンポイント・アドバイス！

「実習生は実習指導者の許可なく治療はできない」ということを伝え，すぐにそのような話があったことを実習指導者に報告しましょう。

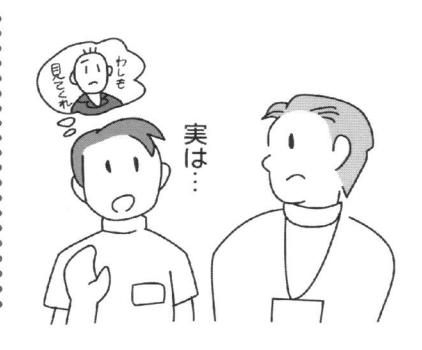

●患者さんはよく見ている●

　患者さんは自分の治療ばかりでなく，他の患者さんの治療もよく見ているものです。「自分と似たような病気や障害なのに，何で違う治療をしているんだろう」「なんかあの患者さんにやっている治療のほうがよさそうな気がする」など，治療が長期になっている患者さんほど，そのようなことを考えやすいようです。

●独断で治療はできない●

　『理学療法概論』に「理学療法士及び作業療法士法」に対する疑問解説があり，そのなかで，「学生はまだ理学療法士の免許を持たないので，常に指示を受け行動する必要がある。学生は専門家として主観的な判断にもとづき行いえない立場にある」(武富，2007，p.81) とあります。

つまり，実習生がいくら患者さんに頼まれたからといっても，実習指導者の指示なく勝手に行動することは許されません。そのために起こった事故については，実習生，指導する立場にある理学療法士（作業療法士），担当の医師全員が，何らかのかたちで責任を負うことになります。

もし，患者さんから「見てほしい」と頼まれた場合，よく話を聞いたうえで，実習生は実習指導者の許可なく評価・治療ができないことを伝えましょう。「ばれなきゃいいじゃん」「〇〇先生には自分から後で言っとくから」などと言ってくる患者さんもいますが，やはり丁寧にできないことを伝えましょう。

学生のなかには，「患者さんの希望を断ったら信頼関係が崩れるかも」と思う人もいるようです。しかし，それはまったく逆の話で，「やってはいけないことをやるほうが，信頼関係を崩すことになる」ということを肝に銘じておきましょう。

●実習指導者に報告を●

そして，すぐに実習指導者にそのような話があったことを報告し，判断を仰ぎましょう。もしかすると，患者さんが現在の治療に不満があって，そのようなことを言ってきている場合があります。そのような場合，早く気づいたほうが，患者さんと担当セラピストとの信頼関係に問題が発生する前に，対応ができることもありますので，すぐに報告したほうがよいと思います。

●担当患者さんからの場合●

その他，実習生の担当患者さんから，「治療内容を変えてほしい」と依頼があるかもしれません。臨床実習では，評価とプログラム立案をし，実習指導者の許可を得てから治療を進めていくことと思いますが，患者さんが違うプログラムを希望し，当初立案したプログラムを遂行できなくな

り，実習生としてプログラムの変更を行いたいと思うこともあるかもしれません。そのようなときにも，必ず実習指導者に現状を報告し，確認を取ってから行動するようにしましょう。

●必ず指示を仰ぐ●

　実習指導者の許可なく，勝手に変更したプログラムを実施したことによって何らかの事故が発生した場合，いくら担当患者さんの同意があったとしても責任は免れません。繰り返しますが，やはり実習指導者に報告し，判断を仰ぐことが最も大切なことです。それが，自分自身を守ることになりますし，また患者さんがこうむる不利益を最大限抑止することにもつながるのです。

（田中義行）

【文献】
武富由雄：理学療法士の法律制度．奈良勲編著，理学療法概論（第5版）．
　医歯薬出版，2007．

第3節　患者さんとの関わり方

8. 容態急変時の対処

> ベッドサイドで訓練中に，患者さんの容態が急変しました。どう対応すればいいですか？

ワンポイント・アドバイス！

一人で対処しようとするのではなく，おかしいと思ったときには，その場を離れずナースコールを押し，看護師もしくは医師の応援を待ちましょう。

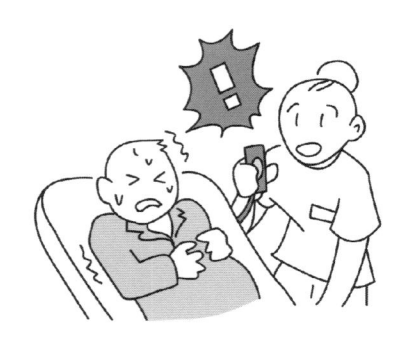

●急性期のリハビリテーション●

　患者さんの様態が急変しやすい急性期のリハビリテーションは，本質的にハイリスクの分野です。ほぼ全員の患者さんが何らかの障害を有しており，全身的な合併症のある方も少なくありません。

　その一方で，合併症のリスクを恐れてリハビリテーションを実施しないと，廃用症候群におちいる可能性があるとともに，患者さんにとっては不利益となります。

　さらに，昨今の入院日数の短縮に伴い，早期リハビリテーションが推進され，重症の患者さんであってもリハビリテーションは急性期からすぐに始めるという状況のなかで，リハビリテーションを行っている患者さんの容態の変化には，以前にも増して注意を向けておく必要があります。

●普段の全身状態の情報を収集●

　患者さんの容態の急変を見逃さないためには，普段の状態を把握しておくことが大前提です。そのためには，看護師からその日の看護情報を取得し，全身状態をできるだけ毎日確認しておきましょう。

　治療中は患者さんから離れないようにして，やむをえず離れるときは，他のスタッフに依頼しましょう。また，治療中の休息時にも，安全に気を配りましょう。

●容態急変時はナースコール●

　リハビリテーション中に容態の急変に気づいて「おかしいな」と思ったときには，まず落ち着いて，患者さんの安全を確保してください。立っている場合には座らせて，必要であれば寝かせるようにしましょう。

　そして，その場を離れずナースコールを押して，看護師もしくは医師の応援を待ちます。とにかく一人で対処しようとするのではなく，おかしいと思ったときには連絡をしましょう。たとえ，それが大事に至らないことであっても，自分一人で判断をしないことです。

　他のスタッフに迷惑をかけたなどと思わなくてもよいのです。周りのスタッフはあなたが思うほど迷惑とは思っていません。多くの場合，「何事もなくてよかったね」ぐらいにしか思っていません。決して遠慮をする必要はありません。

●発生状況は事実のみを伝える●

　応援を呼んでいる間に余裕があれば，患者さんの全身状態をチェックしてください。そして，応援にかけつけてくれた医師，看護師に発生時の状況について説明をしてください。発生時の状況は，発生時刻，患者さんの様子など，できるだけ客観的に見た情報を正確に報告しましょう。けっし

て憶測・推測での発言は行わないようにしましょう。

●救急時使用器具の知識●

その後は，医師や看護師の指示に従い，必要であれば体位変換の補助や必要物品の搬送を行いましょう。そのためにも，普段から救急時に必要な器具（ストレッチャー・車椅子・血圧計・心電図モニター・アンビューバッグ・酸素ボンベ）の設置位置を，確認しておきましょう。

●虚偽の報告は厳禁●

最後に，医療者としての倫理観として，心に留めておいてほしいことがあります。それは，自分の過失により容態が悪化した場合でも，責任から逃れるために隠蔽したり，虚偽の報告をしたりしないことです。虚偽の報告は，患者さんの適切な処置を誤らせたり，遅らせたりすることになり，二次的な悪化を招くことになりかねません。

●緊急時のシミュレーションを●

筆者も急性期病院で勤務していたときには，何度も患者さんの急変に遭遇しました。筆者が勤務していた病院では，幸いにも急変時の対応について口うるさく指示する上司がいたので，常日ごろから，急変時の対応についてシミュレーションをしていました。そのため，急変が起こったときでも，適切に行動することができたと思います。備えあれば，憂いなし。

（香川真二）

第3節　患者さんとの関わり方

9. 末期の患者さんとの向き合い方

> 末期がんの患者さんから，「私はいつまで生きることができるの？」と聞かれて，答えに窮してしまいました。こういうときは，どうやって対応すべきですか？

ワンポイント・アドバイス！

けっして答えることはせずに，丁寧に訴えを傾聴し，臨床実習指導者に報告し，対応してもらいましょう。

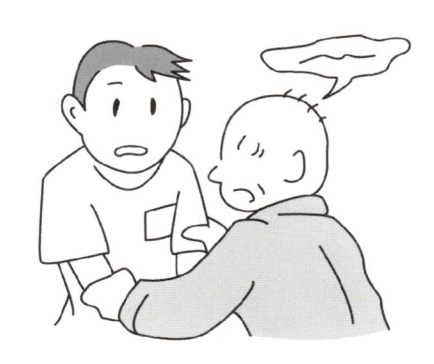

●独断は厳禁●

まず結論からいえば，まだ資格を持たない実習生が勝手に判断して答えてはいけない，ということです。実習生は勝手な判断をせずに，即答を避け，実習指導者に報告し，実習指導者や担当者，それ相応の立場の人に対応してもらいましょう。

●チーム間で対応を統一●

たとえ有資格者の作業療法士・理学療法士であっても，担当医師やチーム内で決まった方針に反して勝手な対応はできません。死が迫りつつある患者さんは，非常に不安な状態におちいっていることが多く，いろいろな人に同じような質問をしていることが多くあります。チームで対応を統一

していないと，患者さんが混乱したり，不信感をもってしまったりします。また，こちらの意図と違う理解をしてしまう場合もあります。

●予後説明や告知は慎重に●

今回の質問は末期がんの症例についてですが，リハビリテーションの場面では，これに限らず似たようなことは多くあります。たとえば，脳血管障害や脊髄損傷による麻痺の回復について，「この動かない手足は動くようになるかな」「また歩けるようになるのかな」などはよくあります。

また，精神科の場合，たとえば統合失調症の患者さんから「私は入院して50年にもなるけれど，このまま死ぬまで病院で過ごすことになるの？」「数年したら病気がひどくなって，気が狂って死んでしまうの？」などの質問を受けることも少なくありません。

心理学系の講義や，作業療法概論・理学療法概論などで，障害受容についての講義が行われていると思いますが，予後説明や告知については，伝えるべき人，効果的に伝えるタイミングもありますので，現場で働くわれわれも常に注意して対応しています。

●応対は丁寧に●

だからといって，実習生は「私はわかりません」「そういうことは○○先生に聞いてください」など，そっけない対応にならないように注意したほうがよいと思います。入院が長期化し，先が見えないと不安になることも多くあります。そのようなときにあっさりと返されると，「なんて冷たいんだ」などと思われる患者さんもいますので，施設側への不信感が発生したり，信頼関係を悪化させてしまう結果になりかねません。

●患者は不安とともにある●

私も，数年前に原因不明の総腓骨神経麻痺になったことがあります。そ

のときにいくつかの整形外科を回り，検査と理学療法を受けました。自身が理学療法士なので，実施された理学療法が適切な内容であり，説明していただいた内容も妥当なものだったと納得していました。しかし，患者心理としてはなかなか改善や変化が出ないと，「ほかにもっと最適な理学療法があるのではないか」「あっちの人がやっている治療はまだ試していないな」と思ったりしました。また，そっけない対応をされたときは「なんて冷たい人たちなんだ」などといろいろなことを考えてしまい，どんどん不安におちいってしまった経験があります。

●訴えは傾聴する●

　結論として，学生としては，患者さんのこのような質問に対しては答えることは絶対に避けなくてはなりませんが，訴えについてはできるだけ丁寧に傾聴しましょう。そして，その内容をすぐに実習指導者に報告し，対応してもらいましょう。

（田中義行）

第3節　患者さんとの関わり方

10. 担当患者さんの死

> 担当していた患者さんの病気が悪化して，臨床実習期間中に亡くなってしまいました。とてもショックで実習を続ける気持ちになれません。どうすればいいですか？

ワンポイント・アドバイス！

われわれの仕事は「死」を避けることはできませんし，人はいつ死ぬかわかりません。ですから，できるときに最善を尽くしましょう。

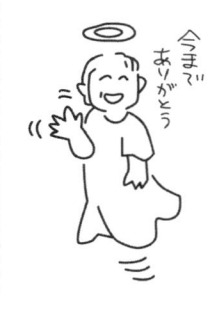

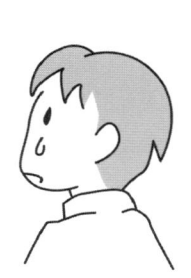

● 「死」は身近にある ●

　人が亡くなるということは本当に重大なことであり，特に担当していた患者さんがお亡くなりになるということは，ショックが大きいだろうと思います。作業療法・理学療法は，さまざまな疾病・障害を治療対象としていますので，担当患者さんの「死」というものが非常に近くなってきたと思います。

　たとえば，高齢者の終末期に関わる病院・施設の場合，患者さんの死はとても身近なものになることでしょう。また，若い整形外科の患者さんが多く来院されるところへ就職や実習に行ったとしても，もし骨盤骨折があれば出血性ショックの発生頻度も高くなり，急変される可能性が考えられます。もちろん，医師や看護師から見れば，作業療法士・理学療法士が遭

遇する患者さんの死は少ないかもしれませんが，それは「ゼロ」ということはなく，医療・保健・福祉のどの分野にいても，そこで働くわれわれは，常に「死」については避けられません。

●常に最善を尽くす●

われわれができることは，常に患者さんたちに対してできうる限りのリスク対策を行い，また「一期一会」の精神で，患者さんたちに最善の対応をしていく努力をするべきではないでしょうか。お亡くなりになった後で「もっとこういうことをしておけばよかった」と嘆いても，もうやり直すことはできないわけですから，いつ何があってもお互いに後悔しないように，最善を尽くすことが大切であると，私は考えて実践しています。

●納得いただける対応を目指す●

また，私は常に，患者さんやそのご家族から「あの人に担当してもらって本当によかった」と言っていただけるにはどう実践すればいいか，と自問自答を繰り返すようにしています。完璧な対応というものは患者さんによって異なるものですので，今後どんなに経験を積んだとしても，完璧な対応であったかどうかは最終的にはわからないものだと思います。しかし，患者さんやご家族に納得していただけるセラピーを提供できたならば，たとえ患者さんが亡くなられたとしても，後悔が少なくてすむと思います。

●どうしても耐えられないときは●

とはいえ，学生の立場で担当患者さんの死を経験すれば，やはり相当ショックなことでしょう。もし，どうしても実習継続が難しいというのであれば，「死」というものに関わりのない職業へ方向転換するしかないと思います。しかし，考えてみればわかるように，どんなに「死」と関わる

確率が少ないと思われる職業に就いたとしても，人と人が関係する職業であるならば，医療職でなくとも，「死」というものは突然やってくるかもしれません。

●人生の終末に立ち会う●

私の場合ですが，以前は高齢者の終末期のリハビリテーションに関わっていました。そして，現在の職場でも，終末期の方や急変されてお亡くなりになる方もおられます。患者さんの人生の最期という，最も大切な時期に関わらせていただいている，という誇りをもって現在も努力を続けています。

現在，リハビリテーションの患者さんとして高齢者の割合が増加しています。ぜひとも高齢者が安らかな死を迎えられるように，「作業療法・理学療法を活かしていけるにはどうすればいいか」という観点から前向きに考えて取り組んでいきましょう。

（田中義行）

第3節　患者さんとの関わり方

11．患者さんに個人的な関わりを求められたときの対応法　①：プレゼント編

> 臨床実習終了日に患者さんからプレゼントを渡された場合，受け取ってもいいですか？

ワンポイント・アドバイス！

基本的にプレゼントは受け取ってはいけません。
「プレゼント　もらったら最後　命取り　その気持ちだけ　ありがたくいただく」
「プレゼント　その気持ちだけ胸に抱き　トイレでこっそり　涙しなさい」

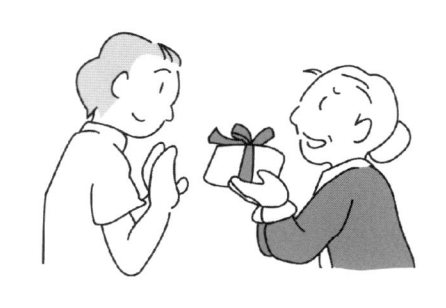

●受け取らないのが原則●

　あなたの対応が，よほど患者さんにとって心に残るものだったのでしょうね。とてもすばらしいことです。しかし，そのプレゼントは「対応の見返り」という構図が見え隠れしていて，とても難しい問題です。

　まず基本的に，患者さんからのいただき物は，受け取らないことを原則にしましょう。実習という学習場面では，なおさら注意しなければなりません。作業療法士・理学療法士は，セラピーを実施するのが仕事です。ですから，その報酬は「給与」というかたちで所属する施設からいただきま

す。治療介入に必要な道具や材料といった費用は，診療報酬のかたちで申請されており，患者さんから追加していただくものは何もありません。ですから，患者さんからのプレゼントは受け取らない，という立場をとります。

●患者さんへの断り方●

さて，ここで困るのは，どのように断るかということですね。「お気持ちはとてもありがたいのですが，勉強に来ている立場ですので，このようなものはいただけません。お気持ちだけいただきます。ありがとうございます」，あるいは「実習生という立場ですので，このような物をいただいてしまうと，実習が不合格になってしまいます。本当にありがたいのですが，お気持ちだけいただくことにします」のように丁寧に対応しましょう。

●「どうしても」と言われたら●

しかし，なかなか納得されず，「いいからこっそり受け取っておきなよ」と何度も言われることも考えられます。このような場合は，実習指導者や周辺にいるスタッフに声をかけて，相談するという方法をとりましょう。その実習施設内での金品の授受が行われたということは，あなた個人の問題だけでなく，その施設の問題となることが考えられますので，「その気持ちはありがたいのですが，やはり受け取るわけにはいきません」という態度を貫く必要があります。ただし，相手が不愉快にならないように，上手に断る必要があります。

●例外：治療介入の一環の場合●

ただし，例外もあります。作業療法場面では，患者さんがさまざまな作品づくりに取り組むことがあります。その作品づくりの意味づけに，「学

生が実習を終えるときにプレゼントを贈りたいのだけれども，メンバーの皆さんで協力して，何かを作りませんか」というように，実習生の存在を利用して作業に取り組むという，治療の枠組み（この場合は役割意識を強調した動機づけ）を構築することがあります。このような場合，治療介入の一環として，完成した作品がプレゼントされることになります。このような場合にプレゼントを拒否してしまっては，治療介入の意味がなくなってしまいます。このときは，「ありがとうございます。とってもうれしいです。このプレゼントを見ながらこれからも頑張ります」と対応するのが妥当です。

●患者さんの気持ちを喜ぼう●

梅干1個から，自宅で作った野菜，菓子折り，商品券，現金などさまざまなプレゼントが予想されますが，どれも同じ贈り物と考え，丁重にお断りしましょう。でも，患者さんのプレゼントをしたいという気持ちはありがたく頂戴し，素敵な作業療法士・理学療法士になれるように，さらに精進する気持ちをもつことが重要ですね。

（鈴木憲雄）

第3節　患者さんとの関わり方
12. 患者さんに個人的な関わりを求められたときの対応法 ②：メールアドレス編

> 異性の患者さんから「メールアドレスを教えて」と言われました。どう答えたらいいですか？

ワンポイント・アドバイス！
メールアドレスは伝えないほうがよいです。丁寧に教えられないと答えましょう。そして、このことは必ず実習指導者に報告しましょう。

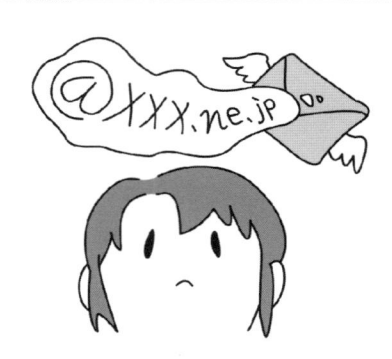

● **教えてはいけない** ●

　おそらく、臨床実習に行く前の授業や実習オリエンテーションで、患者さんの個人情報を漏洩しないよう万全を尽くすこと、と言われていますよね。それは、勤めている職員や実習生の個人情報も、大切に管理することにつながります。したがって、患者さんにはメールアドレスを教える必要はありませんし、教えたくても教えないほうがよいのです。

● **患者さんへの断り方** ●

　では、どう断ればよいでしょう。一番シンプルな方法は、「○○さんのお話はわかりました。でも、授業で個人情報の交換をしないことと習ってきました。どうしても連絡が必要なことがあれば、（実習指導者の）○○

先生にご伝言をお願いします」と返答することです。

　それでも「どうしても教えてほしい」と何度も言われた場合は，「私はまだ学生で，どのようにしてよいかわからないので，お時間をください」と返答するとよいと思います。

　前者であれ後者であれ，実習指導者や日ごろから患者さんに関わるスタッフたちに，自分のとった対処を報告・相談してください。

●なぜ個人情報が大切なのか●

　さて，ではなぜメールアドレスを教えてはならないのでしょうか。個人情報が流出するのは大変に怖いことです。もし，あなたがひとり暮らしのアパートに戻ったとき，患者さんが扉の前で待っていたら非常に困りますよね。恐怖を感じることもあるかもしれません。患者さんも同じです。お互いの安心・安全を守るために，個人情報を大切にするべきなのです。

●言われたときの気持ちを振り返る●

　なぜ，異性の患者さんが，あなたにメールアドレスを教えてほしいと言ってきたのでしょうか。これは，上記の問いを紐解くうえで大切なことです。まず確認してほしいのはあなたの感情です。あなたはメールアドレスを教えてほしいと言われ，戸惑っているのでしょうか，嫌な気持ちになったのでしょうか，教えたくなっているのでしょうか。あなたの答えに，患者さんと実習生であるあなたの関係性が見えてくると思います。

●陽性転移と陰性転移●

　関係性の理解には，陽性転移，陰性転移や相互作用という言葉が役立ってくれます。

　陽性転移とは，患者さんからのセラピストに対する無意識の好意を，無意識に感じ取ったセラピストが，その患者さんとの関係をより親密で，好

意のあるものにしていくというものです。そうしたセラピストの態度は，さらに患者さんからのセラピストへの好意を育てていくことになります。

陰性転移はこの逆の構造で，マイナスの感情が患者－セラピスト間で生じるものです。いずれも無意識的に，それまで経験した人間関係が反映されているといわれています。

●相互作用●

相互作用とは，患者さんと実習生の人間関係は，ある特定の時期に，ある特定の環境で，お互いに影響を与え合って生じた関係性ということです。「メールアドレスを教えてください」と患者さんが言ったのは，もしかしたら非常に勇気を出したことかもしれませんし，今後も相談に乗ってもらいたいと思ってのことかもしれません。

もちろん，あなたに特別な魅力を感じたのかもしれません。しかし，それはあくまでもセラピー中の相互作用を通して生じたことなので，メールアドレスを教えてほしいという申し出も，素直に伝えるべきかどうかで悩むのではなく，あくまでも今後の介入に役立てていけるように工夫してください。

そして，患者さんは治療中の方ということを考えると，あなたがメールアドレスをお伝えすることで，治療が滞る可能性があるということがわかると思います。

（西野　歩）

第4節　実習指導者との関わり方

1．上手なコミュニケーション法

> 緊張しすぎて実習指導者とのコミュニケーションの取り方がわかりませんが，どうすればうまくコミュニケーションできますか？

ワンポイント・アドバイス！

なぜ，緊張してしまうのか。それを理解することが重要です。そして，コミュニケーションのコツは，相手の意図を充分に汲み取り，理解しようとすることです。コミュニケーションの基本は「報告・連絡・相談」であり，実習指導者と実習生によるキャッチボールであることを充分に認識しましょう。

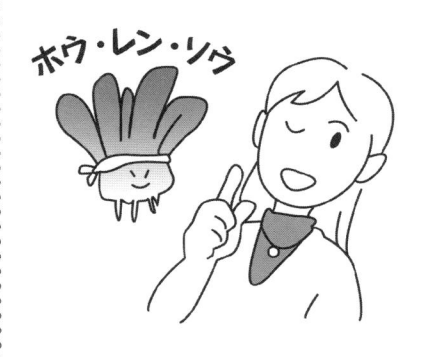

●評価されているという意識●

　実習生の多くは，臨床実習場面でさまざまな不安から，「実習指導者から評価されている」という意識が強く働いていると思います。また，臨床実習を控えた学生の多くは，ROM や MMT といった技術面の練習に黙々と取り組んでいるのではないでしょうか。

　ある学生は「実習ではミスが許されないから，テストを受けにいくよう

な心境です」と話していました。たしかに臨床実習では，ROMやMMTなどの基本技術の習得は前提条件といったイメージがあるかもしれません。しかし，このような「評価を受ける」というイメージが強すぎると，自分自身の一挙手一投足まで評価されているような錯覚におちいってしまい，本来の自分の能力を発揮できないばかりか，過度なストレスにより実習を継続することが困難となる可能性があります。

●「ホウ・レン・ソウ」が基本●

臨床実習におけるコミュニケーションの基本は，「報告・連絡・相談」つまり「ホウ・レン・ソウ」です。臨床実習は，実習指導者と実習生とが二人三脚で進めるものであり，実習生を支え・導き・サポートする実習指導者への「ホウ・レン・ソウ」が不充分になると，実習が成り立たないばかりか，実習生の対応や判断の遅れが，患者さんへの不利益に直結してしまいます。

●実習指導者は試験官ではなく支援者●

実習指導者は試験官ではありません。実習指導者は煩雑な業務を抱えながら「後進を育てる」，ただその想いで指導を行っています。実習訪問時に実習生から，「検査や訓練で実習指導者の視線が気になる」と相談を受けることがありますが，それは「実習生を期待している証」だと思います。

実習指導者は，実習生が担当している患者さんの安全を確保する責任を果たしながら，貴重な検査や訓練の機会を無駄にしないようにサポートしているのです。万が一，実習生の検査や訓練が患者さんにとって危険な状況であれば，実習指導者はすぐに介入するでしょう。

このように，実習指導者は実習生を支援する存在であり，両者の円滑なコミュニケーションは不可欠なのです。仮に，実習指導者が実習生に何も

期待することができなくなったらどのような態度になるか，考えてみてください。繰り返しますが，実習指導者は「試験官」ではないのです。

●相手の目を見て話を聞く●

態度面では，「相手の目を見て話を聞く」ことを大切にしてください。先に述べたように，実習生に対して「伝えたい・わかってほしい」と思って実習指導者は指導していますが，その話をしている際に，実習生がメモに目を向けたり，周囲に視線を移すなどの態度を目の当たりにしたら，伝えたいという気持ちは消え去ってしまうでしょう。ですから，実習指導者の目をしっかり見て話を聞いてください。

このような態度面については，頭で理解するだけでは不充分であり，余裕のない実習中に行動に移すことは困難であると思いますので，日ごろから意識した行動を心がけてみてください。

●昼食時もコミュニケーションを図るチャンス●

そのほか，昼食時間なども，コミュニケーションを図る機会になると思います。実習生としては，一人で食事を済ませ息抜きがしたいだろうと思いますが，実習指導者や他の職員もリラックスしており，なじむには絶好のチャンスです。ある教員は「実習指導者から誘われた食事や飲み会などには，遠慮せずに参加するべきだ」と話していました。実習指導者も，実習生とコミュニケーションを図ろうとしているかもしれません。

相手の意図を汲み取る行為は，患者さんと向き合うときも同じです。「ホウ・レン・ソウ」や「円滑なコミュニケーション」は，すべての基本となる技術だと思います。

（水上直紀）

第4節　実習指導者との関わり方

2. 先生方の対立場面

> 先生方（実習指導者を含む）によって言うことがまったく違い，ときに対立し合うため困っています。どう対応したらいいですか？

ワンポイント・アドバイス！
学生の立場で信念対立の渦中に飛び込む必要はまったくありません。せめて反面教師にして，建設的態度を養いましょう。

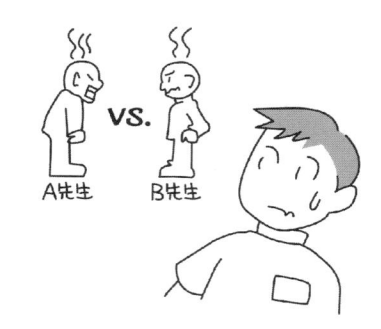

●意見の対立は向上心の表れ●

　多くの学生は，「医療はチームで行う」と習っていると思いますが，その利点は，さまざまな意見を出し合うことで，いろいろな可能性を検討しやすくなる点にあります。つまり，先生によって言うことがまったく違うこと，それ自体は問題ではないのです。また，意見が対立することも，それによってお互いが刺激を受けて高めあえるのであれば，必要なことです。

●信念対立だとやっかい●

　しかし，チームアプローチが成立しないぐらい意見がバラバラな場合や，対立それ自体が目的化してしまい誹謗中傷に終止している場合は，と

てもやっかいな「信念対立」という問題に発展していきます。信念対立は、意見の正しさを巡る争いで、突きつめれば存在（生死）を賭けたバトルになります（たとえば宗教戦争、二度の世界大戦など）。特に、学生の立場で信念対立に巻きこまれると、良質な教育を受けることはとても難しくなるでしょう。

●信念対立から遠ざかるには●

では、どうすれば信念対立を回避できるのでしょうか。

結論をいうと、臨床実習先で起きた先生方の信念対立に、学生自らが積極的に関わらないことです。学生は、作業療法、理学療法を学習するために臨床実習に行くわけですから、学習成立の阻害要因になりうる職員間の信念対立に、わずらわされる必要はまったくありません。もし、先生方の信念対立に巻き込まれそうになったら、困惑した表情をつくって「いろいろあって大変ですねぇ」などと言って、適当に誤魔化しましょう。

●信念対立場面を反面教師に●

しかし、先生方の信念対立から何も学べない、というわけではありません。むしろ、信念対立する先生方の様子を反面教師にすれば、和やかな臨床実習地では得られない貴重な収穫があるでしょう。信念対立を反面教師にするコツはいくつかあるのですが、ここではどのような状況下でも使える方法を紹介しておきます。

●反面教師にするコツ●

その方法は、「現実的制約」と「目的」の組み合わせによって、意見の正しさが変わることを注意深くとらえていく、というものです（次頁の図2-1参照）。

現実的制約 × 目的 ＝ 意見の正しさ

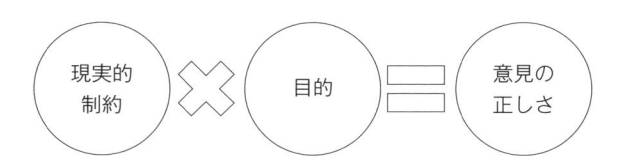

図2-1　意見の正しさは現実的制約と目的の組み合わせによって規定される

　たとえば，A先生が患者中心の実践を主張したとします．近年，患者中心の実践は，無条件に正しい実践と見なされがちなため，一見すると正しい意見かのように思えます．しかし，患者中心の実践が成立するためには，患者さんが治療内容を自己決定できること，そうした実践をサポートする臨床環境が整っていることが必要になります．逆にいえば，患者さんが自己決定できない場合や，臨床環境が整っていない場合は，A先生の意見（患者中心の実践）の正しさは減じてしまいます．

　他方，B先生が，医療者中心の実践を主張したとしても，患者さんが明白に意思表示している場合などでは，やはりそれも正しい意見とは言いがたいはずです．

●正しさに絶対はない●

　信念対立する先生方は，自らの意見の正しさを深く確信した状態にあり，現実的制約と目的の組み合わせによって意見の正当性が変わるという事実を，見失っているのです．でも，神様でも持ち出さない限り，意見の絶対的な正しさを保証することはできません．

　意見の正しさの変化をうまくとらえることができれば，それができないときと比較して，より建設的態度でチーム・アプローチに取り組めるようになることが，期待できます．

（京極　真）

第4節　実習指導者との関わり方

3. 長時間続くフィードバックへの対応

> 実習指導者のフィードバックが毎日夕方6時から夜11時ごろまであって，次の日まで疲れが残り，体力的にとても大変です。なんとかなりませんか？

ワンポイント・アドバイス！

これは，絶対になんとかしなければならない状況です。「実習だから仕方がない」という声も聞こえてきそうですが，それは間違いです。学生が実習指導者に直接言うことは難しいでしょう。まずは担任に相談をしてください。

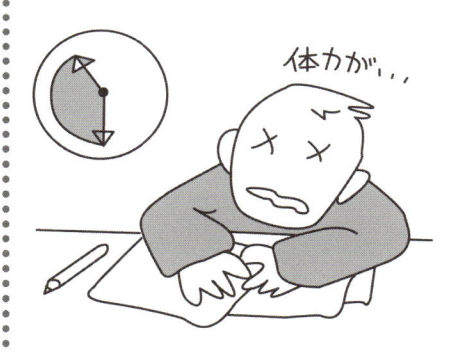

●実習指導は通常業務外の仕事●

　日本作業療法士協会の「作業療法士教育の最低基準」のなかに，臨床実習は「通常の勤務時間を通じて2カ月程度の連続した実習を複数回実施する」とあります。臨床の場面で通常の勤務時間に実習を行う，ということは，実習指導者からの「指導」は，通常の勤務時間外で行われることになっても仕方がない，ということでもあります。実習指導者は自分自身の通常の仕事をしながら，勤務時間外にさらに学生の指導をしてくれます。前日分の記録のチェック，担当ケースの記録，実習場面での具体的な患者さんへの関わり方についてのアドバイスなどなど，どれも大切な実習指導

になります。それゆえ時間が多少かかることもあります。

●長時間外指導は双方に負担●

しかし，フィードバックに費やす時間は，長くても2時間くらいまでが限度ではないかと思われます。実習指導者も，仕事が終わってから自宅に帰ってやることがあるでしょう。学生も，実習指導者のフィードバックが終わってから帰宅し，記録などを書いて，さらに次の日の実習準備をすることなどを考えると，毎日夜11時までフィードバックが行われていたのでは，体力的にもたないでしょうし，物理的な時間もなくなってしまいます。

実習指導者が熱意をもってフィードバックを行っているからこそ，夜遅くまでかかってしまうのでしょう。しかし，これほど夜遅くまでの実習指導者によるフィードバックは，実習指導者自身にも実は大変な負担になっていることと思われます。いろいろと時間をかけて学習すること以前に，心身ともにストレスがかかり，実習の継続が困難になってしまうことでしょう。早急に問題解決をしなければならない状況です。

●原因①：患者さんの数が多すぎる●

このような問題が起きる原因はいくつか考えられます。まずは，実習全体のボリュームが多すぎるときです。たとえば，担当する患者さんの数が多い，課題が多すぎるときなどです。このような状況では，患者さん全員分の記録があるわけですから，当然それらのフィードバックには時間がかかってしまいます。この場合には，実習全体のボリュームを減らしてもらわなければなりません。

●原因②：実習指導者が熱心すぎる●

次は，実習指導者が非常に熱心で，一生懸命にいろいろなことを学生

に伝えたり，学習してもらいたいがゆえに，多くの時間がかかってしまう場合です。この場合には，絶対に必要な指導とそうではないことを，見直してもらわなければなりません。夜遅くまでのフィードバックが，学生にとって心身ともにストレスになっていることを，実習指導者に伝える必要があります。

●原因③：学生の力不足●

三つめは，学生自身の知識，技術が不十分なため，それを補うために多くの時間を必要とする場合です。これは，問題の所在が学生自身なので仕方がない部分もありますが，それを言ったところで問題解決になりません。この場合は，学生に対する実習指導者の要求水準を低く設定する必要があります。この場合には，学生として臨床実習で学習しなければならないことが最低ラインの基準になります。

●養成校の担任に相談を●

しかし実際には，学生が実習指導者に話してフィードバックの時間を短くしてもらうことはなかなか難しいものです。ですので，早めに養成校の担任に相談して，解決してもらうことが重要です。まずは担任に状況を話してみることがよいと思われます。その際には，実習の具体的な様子が伝わるよう，メモに書いておくなどの準備が大切です。臨床実習のボリュームや要求水準は，養成校から実習指導者に伝えられるべきことですので，養成校としてこれらの問題の解決の責任を取ることは，当然といえるでしょう。

（石井孝弘）

第4節　実習指導者との関わり方

4．多忙な実習指導者への質問

> 実習指導者に相談したくても，とても忙しそうで質問するスキがありません。どうしたらうまく質問できますか？

ワンポイント・アドバイス！

実習指導者に配慮したアポイントをとる，デイリーノートを活用するといった方法を用い，質問内容を整理して，「指示待ち」でなく，「自分の考えを伝える」といった対応を心がけてみてください。

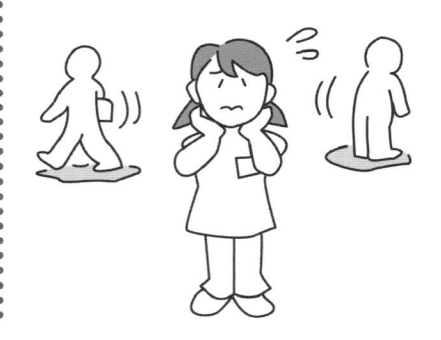

●不安が倍増される実習環境●

　臨床実習という慣れない環境に加え，経験や知識不足から，実習生の多くは大きな不安のなかにいます。その不安を解消する手段として，実習指導者への質問や相談があります。しかし，実習指導者が忙しく，質問や相談ができない状況になると，実習生の不安は倍増されることが推測されます。

　不安が強くなりすぎると，実習生の多くは，「何をしたらよいのか」がわからなくなり，さらには「今，何に困っているのか」すらも曖昧になり，自ら混乱の渦のなかに入り，やがては消耗して体調を崩してしまうことがあります。このような悪循環は避けなければなりません。

●期待に応えようとするプレッシャー●

　実習指導者は，日々の煩雑な業務遂行のなかで実習指導を行っており，実習生に対しても，充分な余裕もない状況で指導をすることもあるでしょう。一昔前は，人手の少ない実習地では，実習生は「貴重なマンパワー」で，依頼する側も「学生を助手として扱ってください」と言い添えたものです。しかし，最近の実習ではそのような傾向は影を薄め，どちらかといえば「臨床実習＝勉強させてもらう」といった図式が成り立っているように感じます。

　このような背景から，多くの知識を備えた実習指導者は，「しっかり教えなければならない」という想いを強く抱き，実習生への期待も高まります。一方の実習生は，「ミスは許されない」というプレッシャーから，実習指導者からの問いに「正解」を返そうとしますが，知識・経験の少ない実習生が，実習指導者の求める内容にたどり着くことは難しいのが現状です。このような相互関係が，最近の実習の根底にあるように感じます。

●質問事項を整理しておく●

　では，「忙しい実習指導者へどのように質問をするか」ですが，実習指導者のタイプとしては，実習生の様子がわかるまでは距離を置いて対応する実習指導者，逆に距離の近い実習指導者，論理的思考を尊重する実習指導者，感覚的な感触を強調する実習指導者とさまざまです。実習生は，どのタイプの実習指導者なのかを認識し，質問や相談の方法を考えなければなりません。場合によっては，学校の教員に実習指導者のタイプや対応策をたずねてみるのも一案です。

　次に具体的な方法ですが，朝の時点で実習指導者にアポイントをとり時間を確保してもらう，デイリーノートなどに質問として記載する，昼食や休憩時間を利用する，などがあるでしょう。

また，効率的に質問できるように，あらかじめ聞きたい内容を整理して質問に臨むことが大切です。さらに，今回の質問に至った経緯や，質問内容への自分なりの考えなど，プロセスがわかるような伝え方を心がけてください。質問の仕方としては，「どうすればいいですか」といった指示を待つ質問ではなく，「○○と考えて□□をしたいと思うのですが，いかがでしょうか」と主体性のある，自分の意見を反映させた質問をすることが望ましいでしょう。

●質問することの意義●

　実習生の質問の意義は，「自身の状況を実習指導者に伝え，適切な援助を受けるための情報を提示すること」にあるように感じます。たとえば，実習指導者が，「臨床実習は実習生が臨床を学ぶための機会で，主体的に動くことは当然」と考えていたとしたら，実習生が何も質問せず，動かない（動けない）状況を見て，どのように感じるでしょうか。質問をすることは，実習指導者と実習生がうまく噛み合っていくための潤滑油のようなものです。その油を先に注すのは実習生です。

●質問は保障を得る手段●

　臨床実習の基本は「報告・連絡・相談」であり，臨床実習は実習指導者と実習生とが二人三脚で進めるものですから，実習生を支え・導き・サポートする実習指導者への「ホウ・レン・ソウ」（質問を含む）が欠如してしまえば，実習が成り立たないばかりか，実習生の対応や判断の遅れが患者さんへの不利益に直結してしまいます。実習生は質問することを恐れず，実習指導者へ自身の状況を伝えることが大切です。その結果，実習指導者から「保証」を受けることができたら，安心して実習に取り組むことができると思います。

（水上直紀）

第4節　実習指導者との関わり方

5. あいまいなフィードバックへの対応

> 実習指導者からのフィードバックがあいまいで，自分の考え方ややり方が，正しいのか間違っているのかわかりません。どうすればいいですか？

ワンポイント・アドバイス！

実習指導者も人間ですので，指導内容を正確に覚えていない可能性もあります。ですから，指導された内容は，面倒でもデイリーノートに記録するようにしましょう。

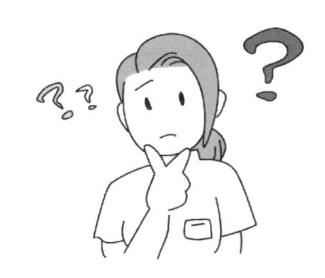

●実習指導は日常業務外の業務●

あえて実習指導者の立場から言い訳をさせていただけば，実習指導者は通常の業務があるため，実習生の指導のみに専念するわけにはいきません。実習生にはわかりにくいかもしれませんが，実習指導者は実習生の指導のほかに，担当患者さんの治療，さまざまな書類の作成や会議などの業務に追われています。ですので，おそらく多くの実習指導者たちは，忙しい業務をやりくりしながら実習生を臨床教育することになります。

そうしたことがあって，どうしてもフィードバックがあいまいになってしまうことが起こりえます。実は私自身も学生時代に上記の質問のようなことを感じた経験があります。また，養成校教員として実習生に対応して

いたときや，実習指導者だったときにも，実習生の悩みとして経験したことが多くあります。

●デイリーノートを活用する●

ではどうすればいいでしょうか。実習生自身ができる工夫として最良と思われる方法は，デイリーノートを活用することだと思います。具体的には，デイリーノートに実習指導者との質疑応答などのやり取りを，できる限り詳細に記録しておくのです。記録に残すことで，実習指導者からのあいまいなフィードバックを減らし，実習生自身の身を守ることにもつながります。

デイリーノートに記載すれば，よほどのことがない限り，実習指導者は提出されたその日のうちに目を通すはずです。そのときに，実習指導者は「あれ，こんなこと言ったかな」「これは理解してくれたようだ」「これは間違って伝わってしまったかな」など，指導内容を再確認することができます。また，実習生がどこまで理解できているかを把握することができます。

もしかしたら，「フィードバックの内容は，実習生個人のメモに記録すればいいのでは」と思う読者がいるかもしれません。しかしメモは，あくまでも個人が必要とすることを記録するためのものです。なので，メモとして記録するだけでは，実習指導者には実習生の理解度や自身のフィードバックの内容などが十分に伝わらない可能性もあります。メモに記録し，デイリーノートに整理して，確認してもらうのが最も良いのではないでしょうか。

●レポートに直接書き込む●

とはいえ，学生は実習中に最低でも2種類（デイリーレポートとケースレポート）のレポートを作成しなければならず，「フィードバックされた

内容をすべて清書することはできない」と思うかもしれません。そうした場合は，実習指導者からフィードバックを受けているときに，直接，各レポートに指導内容を書き込ませてもらいましょう。書き込みしたレポートは，次回のフィードバック時に持参します。そして，早い段階で「前回このように指導を受けましたので，今回はこのように直してきたのですが」と説明すれば，実習指導者も，前回の指導内容について思い出しながら指導できるのではないかと思います。

●自分のことも振り返る●

　なお，この項の質問は，実習指導者側に問題があるような記述になっていますが，はたして本当にそうなのでしょうか。実習指導者のフィードバックをあいまいに感じるのは，もしかしたら実習生自身の理解や解釈に問題があるのかもしれません。実習指導者のフィードバックのあいまいさを嘆く前に，実習生は自身が受けたフィードバックの内容をしっかり確認し，正確に解釈できているのかどうかを振り返ることも大切だと思います。そしてその際にも，フィードバックされた内容を正確に記載しておくことは役に立つと思います。

〔田中義行〕

第4節　実習指導者との関わり方
6. 相談に乗ってもらえないときの対処

> 患者さんの問題点を明確に把握することができず，悩んだあげく実習指導者に相談しましたが，「自分で考えなさい」などと言ってまったく相談に乗ってくれません。どう対処すればいいですか？

ワンポイント・アドバイス！

「自分で考えなさい」の言葉の真意をしっかり考えるようにしましょう。臨床では「試行錯誤」を繰り返しながら，患者さんの支援を考えていきます。そのためにも，臨床実習前から「主体的な問題解決」を身につけることが求められるのです。

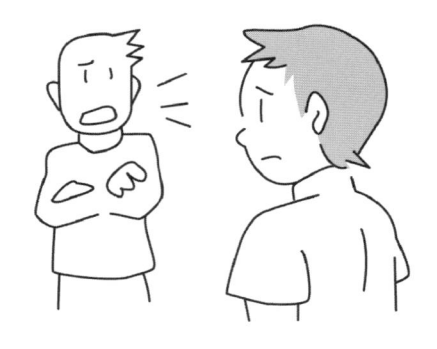

● **臨床に正解はない** ●

臨床実習では，「主体的」に行動・学習することが求められます。実習生の多くは，与えられた課題に一生懸命取り組むあまり，テストの「正解」のような完璧なものを追い求めてしまいがちです。しかし，臨床では「正解」は存在せず，試行錯誤を繰り返しながら，患者さんの可能性を見いだそうとしていきます。

●自ら動くのが臨床現場●

臨床実習で重要なのは，「自分で考え・仮説を導き・実践し・確認する」といった一連の過程だと思います。この過程は将来，皆さんが資格を取得して働く際にも求められます。実習生には実習指導者という支援者がいますが，就職をしたら皆さんの背中を後押しする存在はありません。ですから，臨床実習でも同様の厳しさに直面することは充分に考えられますし，必要なことだとも思います。

●主体的な姿勢で臨む●

臨床実習で，今回の質問のようなやりとりはけっして少なくありません。そこで，実習指導者は何を求めていたのかを考えてみましょう。「自分で考えなさい」という言葉の真意として，何を求めているのでしょうか。

ひとつは「主体的な学習姿勢」を求めているかもしれません。先にも述べたように，将来求められる「主体的な問題解決」に向けて経験を積ませたい，という意図が隠されているかもしれません。

一方，実習生は「ミスは許されない」というプレッシャーから，消極的な言動が多くなりがちです。ですから，相談する際には実習指導者に「答え」を求めるのではなく，わからないながらも自身の考えを伝えるようにしていくとよいでしょう。

重要なのは，自分なりに考えた「結果だけを伝える」のではなく，「その考えに至ったプロセスを伝える」ことで，実習指導者に自身の状況を伝えることだと思います。あわただしく進む臨床実習では，このような「説明不足」がきっかけとなり，実習指導者に実習生の状況が伝わらず，適切な支援を受けられずに苦労している実習生が多く見受けられます。

●答えはすでに提示されている●

次に，今までのフィードバックなどのやり取りのなかで，実習指導者がすでに実習生に，考えるための「ネタ」を与えている可能性が考えられます。日々のフィードバックで何気なく交わされていた内容のなかに，ヒントが隠されていることが多いものです。

実習生にとっては，患者さんに関する多くの情報について，優先順位などをつけて考えることは難しいことです。今まで学習した疾病や障害の知識に加え，患者さんの置かれている状況などを十分に整理し，実習指導者と交わした内容と照らし合わせてみてください。すでに実習指導者から「ネタ＝ヒント」を与えられていませんか。実習指導者はすでに提示した「ネタ」から，実習生自身が考えることを求めているのかもしれません。

●問題点は具体的に●

さらにつけ加えるならば，今回の質問にあった患者さんの「問題点の列挙」については，より具体的に表現することをお勧めします。「○○○○の低下」など漠然とした問題点に対しては，「○○○○の改善・向上」など漠然とした解決策しか見いだせないです。ポイントが絞れず具体性に欠ける問題点では，訓練などの効果判定も困難です。

●相手の真意をキャッチする●

最後に患者さんとの関係においても同様ですが，実習指導者がどのような人であっても，皆さんへ向けられた「言葉」の真意を理解する努力を惜しまないでください。どんな一言にも，相手からの「メッセージ」があるはずです。実習中は，実習指導者からときに厳しい言葉もあるかもしれませんが，それは皆さんに関心を寄せ，今後に期待している証なのです。どうか忘れないでください。

（水上直紀）

第4節　実習指導者との関わり方

7. 理解困難な指導への対応

> 実習指導者の指導内容が理解できません。どうすればいいですか？

ワンポイント・アドバイス！

実習指導者の伝えようとしている真意を理解する努力を，惜しまないことです。また，皆さんは実習指導者に対して，漠然とした質問や安易な相づちなどをしていませんか。自身の求める指導や内容を得るために，どのような工夫が必要でしょうか。「受け身」の姿勢からは何も生まれません。

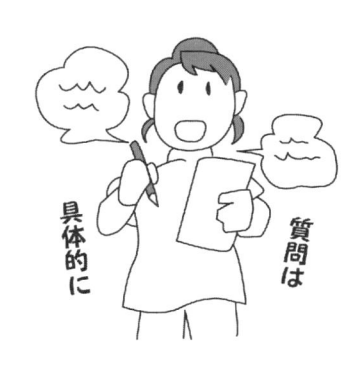

●実習生の発信が重要●

　期間の定められている臨床実習において，実習指導者との関係づくりは，実習初期の大きなポイントかもしれません。実習指導者は学校の教員とは違って，皆さんの性格や物事へのとらえ方，取り組み方などがわかりません。ですから教員のように，皆さんが理解しやすいよう，わかりやすく伝えるのは難しいことが考えられます。したがって，実習生からの「発信」が実習指導者にとっては実習生を知る手がかりとなり，指導方法を選択する際の鍵になると考えられます。

しかし，その実習生からの「発信」が極端に少ないと，実習指導者との関係は悪化することが懸念されます。コミュニケーションはキャッチボールであることを認識しましょう。まずは，実習指導者との会話などを通じて，実習指導者を理解し，自分の考えを伝えることにエネルギーを注いでみてはいかがでしょう。お互いのことがわからないと，良好な関係は確立できないものです。

●質問は具体的に●

次に注意したいことは，「漠然とした質問」をしないことです。実習中は，多くの質問などのやり取りを実習指導者と交わすことになりますが，余裕のない実習生には，あらかじめ質問内容を調べ・整理し・考えて伝えることは難しいかもしれません。しかし，ここで「漠然とした質問」ばかりしてしまうと，実習指導者は，実習生が「何に困っているのか，何を求めているのか」がわからないという状況におちいりやすくなります。その結果，実習指導者からの説明内容が実習生の求めている具体的なものではなく，「漠然とした内容」となり，実習生の理解を妨げることがあると思います。

実習指導者から具体的な指導を受けるためには，「具体的な質問」を心がけてみてください。そして，指導を受けた内容は必ず，デイリーノートなどで実習指導者へフィードバックするようにしてください。その内容を見て，実習指導者は次の指導内容や方法を考えることになります。

●安易な相づちは禁物●

もうひとつは，安易な相づちをしないことです。フィードバックや指導内容が十分に理解できないのに安易な相づちをすると，実習指導者に「理解された」という誤解を招きます。これを防ぐためにも，わからないことには「安易な相づちを打たない」ことをお勧めします。

●わからないことを伝える努力●

　指導内容が十分に理解できない場合には，話をさえぎらないよう配慮しつつ，その場で実習指導者に確認や質問をしたり，翌日のデイリーノートなどに指導を受け理解した内容を記述し，改めて質問をするなどの方法があると思います。

　また，実習中に実習指導者から，「質問はありますか」とたずねられることがあると思います。実はこの言葉の真意としては，指導した内容について実習生が「理解に至っていない」ことを認識したうえで，実習生に向けている言葉の可能性があります。ここで実習生は，頭の断片にある情報や知識などを総動員させて答えることが求められます。

　言葉や書面で交わされるコミュニケーションは，すべてキャッチボールだと思います。臆することなく「伝える」ことが，互いの理解を深め，実習生にとって「適切な支援」を受けることにつながると思います。

●患者さんのためにも理解する努力を●

　最後に，実習指導者の「指導内容が理解できない」で済ませてしまうのは簡単ですが，その理解できないことで実習に遅れが生じるようなことがあれば，患者さんにも多大なる迷惑をかけることになります。実習生であっても実習地の役割の一端を担っていることを自覚し，患者さんに最善を尽くすことが重要です。

　何事にもめげず，諦めないで取り組むことが実習そのものであり，「実習中の苦労はすべて患者さんへの感謝につながる」と思います。目の前の患者さんのため，ただそれだけのために，努力を惜しまないことを忘れないでください。

　　　　　　　　　　　　　　　　　　　　　　　　（水上直紀）

第4節　実習指導者との関わり方

8．わかりあえないときの対応

> 実習指導者と意見がかみ合わないのですが，こういうときはどう対応したらいいですか？

ワンポイント・アドバイス！

まずは，意見がかみ合わない原因を考えてください。実習指導者に質問や確認をすることで，少しでも意見がかみ合うように心がけてください。

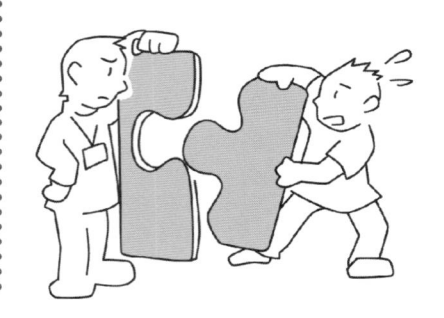

●かみ合わない例●

　この状況はかなり大変（キケン）です。この問題を整理するために，具体例を示してみましょう。たとえば，実習指導者に「明日までに患者さんの問題点を考えてきてください」と言われたとしましょう。あなたは寝る間も惜しんで，その患者さんから得た多くの評価結果を吟味し，参考になりそうな文献を調べ，患者さんの問題点を考えてきました。しかし，実習指導者となぜか話がまったくかみ合わない。次第に実習指導者は，「この学生は課題をこなせていないなぁ」とイライラしはじめます。しかし，あなたは「言われた課題を頑張ってやったのに……。なんで怒っているんだろう」と焦るばかりです。こういう状況が続いていると考えてみてください。……恐ろしいですね。

● **実習停滞を招く意見の齟齬** ●

　こうした状況下では，お互いの信頼関係を構築するのは困難になります。特に臨床実習では，学生と実習指導者の間で意見がかみ合わなければ，実り多い臨床実習になることはまずありません。というのも，臨床実習は，実習指導者の教育的指導のもとで行われるため，意見がかみ合わなければ，その時点で臨床実習の教育プロセスが滞ってしまうからです。

　また，臨床実習は，実習指導者が成績判定を行いますから，学生がこなすべき教育プロセスをこなせないと，当然のことながら成績が低下してしまうことになります。さらに，意見がかみ合わなければ，お互いの注意力が散漫となり，結果的に医療事故が起こることにもなりかねませんので，早急な解決が必要だと思います。

● **差異に気づく** ●

　この場合はまず，意見がかみ合わない原因を考える必要があります。その原因は，両者間にある「差異」に求められるのではないかと思われます。

　では，どういう「差異」が実習指導者と学生の間にあるのでしょう。実習指導者と学生という立場の「差異」はもちろんですが，意見がかみ合わない背景にはおそらく圧倒的な知識量，経験などの「差異」があるのではないでしょうか。また，実習指導者と学生には，関心の「差異」もあるかもしれません。関心の「差異」は，各人の多様性の表れでもあるのですが，ときにこれが「かみ合わない」状態を生み出すことになります。特に，お互いが「差異」を認識せずにいると，その程度は非常に大きくなります。

● **質問や確認で齟齬を払拭** ●

　ではどう対応すればいいのでしょうか。まず，この「差異」があるとい

うことを認識することです。これが解決への第一歩です。そして，意見をかみ合わせるために，実習指導者に質問して指導の意図や意味を確認し，理解することが必要です。また，学生自身も自らの考えの意味をよく振り返って検討する必要があります。そうすることで，なぜ実習指導者はこういうふうに言っているのだろうか，どうして私はこういう意見なのか，を考える材料が集まります。こうすることによって，かみ合わない状況を幾分回避することができます。

●負けるが勝ち!!●

その結果，かみ合わない原因が明確になったとしたら，最終的にはあなたは実習指導者の意見に合わせたほうがいいでしょう。なぜなら，たいていの場合，実習指導者はあなたより知識や臨床経験が豊富だからです。また，多くの場合，人生経験も豊富です。豊かな知識と経験に支えられた実習指導者の力量を信じるとよいと思います。

そして大事なことは，臨床実習で評価されるのは「あなた」だということです。ですので，意見が違っても学生は実習指導者に合わせる覚悟が必要だと思います。多くの臨床実習では，学生は自らの立場をわきまえることが求められますからね。かりに，あなたが正しいと思っても「負けるが勝ち」ということもあります。その点をよく考えて，あなたが損しないような行動を心がけてください。

（村上仁之）

第4節　実習指導者との関わり方

9. 課題が多すぎるときの対応

> 課題が多すぎてほとんど寝ることができません。そのため，臨床現場にいても頭がぼーっとして集中できません。このまま耐え抜くしかないのでしょうか？

ワンポイント・アドバイス！

課題の何が解決できていないのかを明らかにして，実習指導者や教員に相談してください。
「耐え抜いて　あとに残るものはなし　課題解決　最良の結末」
「課題解決　自分の力を過信するな　相談相手は　目の前にいる」

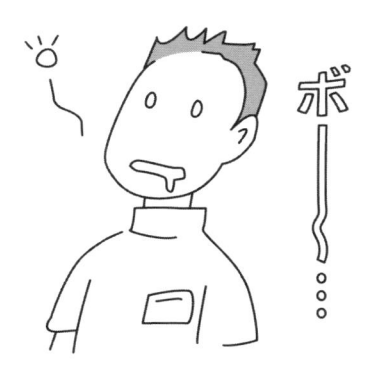

●**集中できないことは大問題**●

　この問題の本質はどこにあるのでしょうか。一番重要なことは，患者さんを目の前にして，作業療法（理学療法）を実施する場面で，ぼーっとして集中できないということです。これはつまり，その患者さんに充分な作業療法（理学療法）を提供できないということを意味しています。このことは患者さんにとって大変失礼です。また，患者さんに起こる危険を回避できない可能性も考えられるため，このまま学生が耐えれば済むような問題ではないといえます。

第2章　臨床実習中

●課題解決が最優先●

　なぜ寝ることができないかというと，この場合「課題が多すぎて」ということです。しかし，課題が多いから眠れないのではなく，「課題を解決できない」から眠れない，というのが正しいのではないでしょうか。ということは，あなたがすべきことは，この眠れないことの原因探しをすることではなく，「課題を解決できない」という現象に対して，どのように対応するかを考え，課題を解決することに力を注ぐことであると考えます。

●実習指導者への相談は具体的に●

　まず第一に，実習指導者に相談しましょう。その相談の仕方がポイントです。あなたが「課題が多いです」という訴え方をしてしまっては，「根性がない」と返されてオシマイです。そこで，「提示されている課題の何ができないでいるのか」を自分なりに明瞭にして，相談しましょう。つまり，「この部分がどうしてもわからなくて困っています。教えていただけませんか」というように，課題を解決するための方法をとるということです。

●混乱状況はそのまま伝える●

　また，学生によっては「自分は今，何がわからないのかがわからない」という状態になっていることも考えられます。その場合は，そのわからないという状態，つまり「混乱しています」ということを，そのまま実習指導者に伝えてみるとよいでしょう。あるいは，「朝方までやっていたのですが」と，眠っていないことをそれとなく伝えることも大事です。きっと実習指導者は，混乱している状況の交通整理をして，課題解決に向けて誘導してくれると思います。

●養成校の担任にも相談●

　ところが,「実習指導者に相談してみたが,なかなか解決しない」,あるいは「実習指導者に相談できる状態ではない」,という場合も想定されます。そのような場合は,第二の相談相手の登場です。それはあなたが所属している学校の教員です。

　今どのような課題が出されているかを説明し,朝方までやっているのだけれども,それが解決できてなくて困っているということを伝えましょう。教員は今出されている課題が学生にとって適切な内容か,あるいは学習するうえで適切な量かを判断するとともに,その課題の解決に向けてアドバイスをしてくれるでしょう。

　実習指導者は臨床実践が専門であり,学生指導についてはトレーニングを受けていないため,きっと悩みながら行っている方が多いと思います。学生が,実習指導者と相談しながらでも,頑張って課題を解決できるならよいのですが,解決できない場合は,あなたの能力不足によるものかもしれませんし,もしかすると教育的効果を上げるという観点から,課題の内容や量について調整ができていないのかもしれません。教育の専門家である教員に,一度相談するとよいと思います。

（鈴木憲雄）

第4節　実習指導者との関わり方

10. 難しい課題への対応

> 実習指導者から学校で習ったことのない特殊な手技を行うよう指導されました。突然言われても初めての手技なので要領を得ません。どうすればいいですか？

ワンポイント・アドバイス！

学校で習ったことがすべてではありません。まずは実習指導者に，「どのようにするのか教えてください」とたずね，手技の習得を目指しましょう。
「特殊な手技　そりゃぁ無茶だとあきらめず　まず指導者に　教えてください」

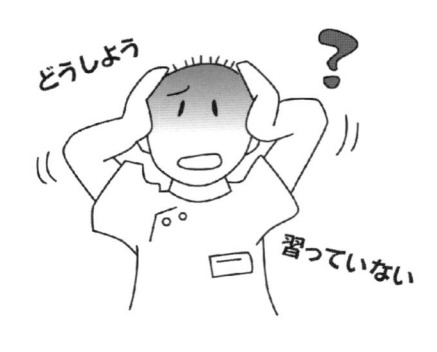

●問題の本質を考える●

　臨床実践場面で見聞きする知識や技術のなかには，学校で習ったことのない（もしかすると記憶に残っていないのかも……）ことがいっぱいあります。この質問の問題は，特殊な手技ということであり，しかも，指定されたその手技を用いて治療介入ができない，という点にあると思います。学生の立場からすれば「そんな無茶な！」と思いたくなるでしょうね。

　でもちょっと冷静になりましょう。大切なことは，「実習指導者の指示は無謀であり，とんでもない先生だ」とあなたが問題の構造をゆがめてと

らえないこと，つまり「学校で習ったことがない」が問題の本質ではないということです。

●解決の糸口を見つける●

ではこの質問の問題の本質は何かというと，患者さんに対して治療介入できない，ということにあります。そして治療介入の条件は，「指定された手技を用いること」ができないということです。何か見えてきましたね。そうです。解決方法は，自分がその手技を患者さんに対してできる状態になればいい，ということになります。では，どうしたらできるようになるかを考えいくことにしましょう。

●まずは質問する●

まずは，その指示をした実習指導者に，「どのようにやるのかわからないので，教えていただけますか」と聞くのが一番です。学生が担当している患者さんをよく知っているわけですし，実習指導者がその手技を使用させたいわけですから，どのようにやってほしいのかを知っているはずです。ですから，いろいろなレクチャーをしてくれると思います。また，練習が必要である場合は，一緒になって練習につきあってくれたりすることもあります。

●自分で調べるように言われたら●

その特殊な手技がどのようなものかわかりませんが，「まずは自分で調べてみなさい」と指導された場合はどうしましょう。あなたは，何を調べるとよいかがわからなければなりません。再度実習指導者に，「その手技について書いてある文献を教えていただけませんか」と相談して，解決していかなければなりませんね。もし，その調べることについても「自分で調べなさい」と言われたならば，なかなか手ごわいですね。あなたの周り

第 2 章 臨床実習中

で他に相談できる方がいますか。他のセラピストはどうでしょう。あるいは，あなたが所属する学校の教員に連絡をとり，相談するのがよいですね。

●学生のレベルを超えた手技の場合●

さて，もしその特殊な手技が，学生であるあなたが習得することは到底困難な内容であることがあります。そのような場合は，指導内容の調整がなされる必要があります。

この場合，実習指導者に対して，あなたが「学生のレベルでは無理です」とはなかなか言えません。このときは，学校の教員がその役割を担うべきです。「〇〇という手技を用いた治療介入をしなさいと実習指導者から指導を受けているのですが，どのようにやったらよいかわからなくて悩んでいます」と，その状況を教員に報告し，相談するのがよいでしょう。教員が判断し，対応してくれると思います。

(鈴木憲雄)

第4節　実習指導者との関わり方

11．適性への疑問

> 実習指導者から「あなたは医療者には向いていないように思うんだけれど，あなた自身はどう思う？」と言われました。どう考えればいいですか？

ワンポイント・アドバイス！

学校のテストで良い点数が取れるからといって，必ずしも医療者に向いている，というわけではありません。自分の性格と，医療者という仕事を続けていくために必要なことを，照らし合わせて考えてみましょう。

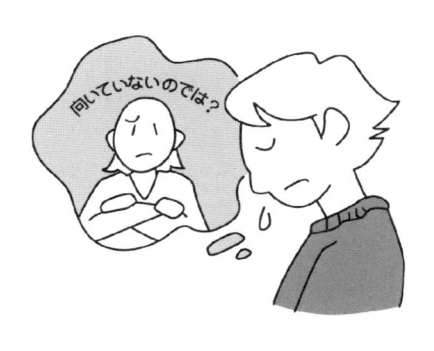

　もし，あなた自身も「自分は医療者に向いていない」と思うのであれば，他の職業を選択することを勧めます。「いや，そうでない」と思うのであれば，この先を読んでください。

● **知識と実践は違う** ●

　現在の日本の受験制度では，ある程度テストで良い点数が取れれば作業療法・理学療法の養成校に合格でき，そのうちの9割くらいの人が国家試験に合格して，「作業療法・理学療法」という仕事に就けるわけです。
　しかし，学校のテストで良い点数が取れるからといって，必ずしも「医

療者に向いている」というわけではないのです。筆者も臨床現場で理学療法士をやってみて、あらためて「医療者になるために必要なこと」と、「医療者という仕事を続けていくために必要なこと」の違いを感じたものでした。

●理想と現実●

臨床現場にとっての医療というのは、「学問を究める」という仕事ではなく、「患者さんのニーズに応える」という仕事です。そう思いながら、現場でのセラピストは日々思考をめぐらせ、患者さんのためになることを提供しようと努力しています。

しかし、医療の現場というのは、「善意」ばかりで満たされているわけではありません。まったく医療者を信用してくれない患者さんもいれば、無責任な医療職者、理不尽な上司などなど。しかし、どの人とも上手につきあっていかなければ、円滑な仕事は成り立ちません。

●医療者に必要な資質とは●

医療者になるには勉強ができなければなれないけれど、勉強しかできないのでは辛いし、人が好きじゃないと難しい仕事だけれど、人が好き過ぎる人にとってはかえって向いていないし……。そうすると、医療者に必要な資質とは何でしょうか。筆者は、医療者に重要な資質とは、多様な状況に臨機応変に応じられる適応力だと考えていますが、実習指導者によってその考えはさまざまでしょう。

●医療者に向かない人のリスト●

それでは、多くの養成校が、セラピストとして不適応な項目として挙げているものを紹介しましょう。

(1) 積極性の欠如。つまり、質問しない、やる気が感じられない。

(2) 社会的態度がとれない。つまり，挨拶，言葉遣い，目上の人との接し方ができない。
(3) 実習指導者への報告，連絡，相談ができない。
(4) 患者さんとの接し方が不適切。つまり，患者さんに対して命令口調になる，患者さんを物のように扱う。
(5) リスク管理ができない。
(6) 無責任な態度をとる。

どれもセラピストとしてではなくても，トラブルなく社会生活を送るには必要なことでしょう。最低でもこれだけは意識して，実習を送るようにしましょう。

●相性のよい職場を探そう●

世の中にはいろいろな性格の人がいます。それと同じように，世の中にはいろいろな性格の医療機関があります。自分と相性の良い職場に巡り合えれば，自分の能力を発揮できて，楽しく仕事ができると思います。

臨床実習で行く病院を決めるのは，多くの場合，養成校の教員です。養成校の教員も，ある程度学生と病院の相性を考えて決めています。なかには，実習先の病院が気に入って，卒業後に就職するケースもあります。しかし，そうではなく，相性が悪く辛い実習を送ることもあります。そんなときには，こういった病院は自分には合っていないのだと考えて，自分に向いた病院を探しましょう。

筆者も理学療法士になって10年で，4箇所目の職場です。いまだに，自分に向いた職場探しは続いています。

（香川真二）

第4節　実習指導者との関わり方

12. 臨床実習中のパニック克服法

> 実習指導者の視線が気になって過度に緊張しすぎて，頭が真っ白な状態になってしまいました。とっさのパニック状態を回避するための対応策があれば，教えてください。

ワンポイント・アドバイス！

誰でも緊張は経験することです。自身の緊張の原因は何かを明らかにし，仮に自身の不安の原因が技術面にあるなら，実践を想定した練習を積み，知識面であれば，自分なりの「お守り」を作ってみましょう。原因に対して主体的に取り組み克服することは，大きな宝になります。

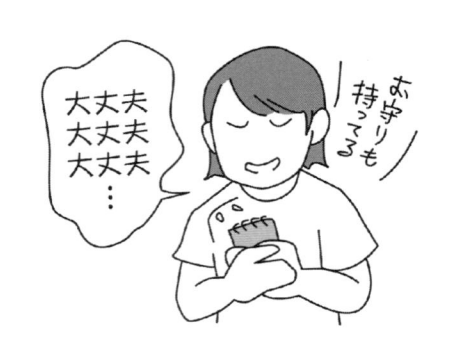

●実習指導者が実習生を見る理由●

　なぜ，実習指導者が実習生へ視線を送るのか。臨床実習は実技試験を実施しているわけではありません。たとえ実習生であっても，実習期間中はスタッフの一員であることに変わりはありません。その実習生の，患者さんに対する基本的な技術・能力に関心を寄せることは，当然のことかもしれません。

　実習指導者は，実習生の技術・能力（患者さんへの接し方〈接遇〉，各種

検査技術，問題解決能力など）を把握することで，指導方法や方針の参考にすることがあります。ですから，実習生は現時点での自身の技術・能力を実習指導者に把握してもらうことで，適切な援助を受けられることにつながります。また，患者さんにとっては，一日も早い回復を願われているにもかかわらず，実習生の過度な緊張が原因となって，与えられた検査や訓練の機会を無為にしてしまうことがあれば，両者にとって不幸な結果となります。

●対応①：技術面の不安をなくす●

対応策として，技術面に関してはまずは練習あるのみです。頭で理解しているレベルでの技術は，臨床では役に立ちません。学校で行うのは健常者同士での練習なので，障害をイメージしながら練習することは困難です。実践的な練習方法として，被検者が，評価実習で担当した患者さんなどあらかじめ障害像を設定し演じることで，検者は実践的な練習ができるばかりでなく，被検者にとっても，演じることでさらに障害像をより深く理解することになると考えます。

さらに，臨床での1単位20分を目安に制限時間を設定し，時間内に検査を一つ完了させるなど，実践を想定した練習を行う方法もよいでしょう。そのほか，一般の方であるご両親などに協力を依頼し，オリエンテーションなども含めた練習も実践的です。

このように，繰り返しさまざまな設定で体に刻み込むまで技術を習得する練習ができれば，自然と自信もついてきます。学校で学習した技術を練習し，臨床で使えるようになってこそ，自分のものになります。臨床実習はその集大成の舞台であることを充分に認識しましょう。

●対応②：知識面の不安をなくす●

次に知識面ですが，授業で使用した教科書やノート，資料などを整理

し，項目ごとに見やすく見出しなどをつけておくことで，限られた時間内での作業を効率的に行うことができます。

さらに，ポケットサイズのメモ帳に，各種検査の実施方法や評価・訓練方法などのポイントをまとめたものを添付して，一冊にまとめてポケットに忍ばせることで，自分だけの「お守り」を作ることができます。検査場面など緊張で頭が真っ白になったときでも，このお守りを開き，メモを取る振りをして確認することもできます。

このような方法で安心感を得ることができるのではないでしょうか。

●対応③：実習中にも実技練習をする●

最後に実習中における取り組みとしては，翌日の実技場面に不安を感じるようであれば実習指導者に相談し，実技練習の機会を設定してもらうこともできるかもしれません。実際に実習生の実技練習に自らの体を提供し，協力する実習指導者もあります。

●主体的に取り組む●

臨床実習で重要なのは，実習生は自身の技術・能力の経験不足を自覚し，患者さんへ実施する前までに充分な準備をすることです。さらに，自身の考えている方針や方法に自信がもてず，不安となり緊張することもあります。このようなときには，朝一番に実習指導者に相談して，「保証」してもらうことをお勧めします。つまり，これから患者さんに実施する検査や訓練内容を実習指導者に伝え，承認してもらうことで検査などに集中できる状況を整え，その結果として緊張を抑えることになると思います。実習生は緊張の原因になる「自身の抱えている不安や問題」に対して，受け身にならず主体的に取り組むことで，緊張を抑えるだけでなく，自信につなげることができると思います。

（水上直紀）

第5節 レポートの書き方

1. 基本的内容

> レポートには，基本的にどんなことを書けばいいですか？

ワンポイント・アドバイス！

レポートは教育ツールです。したがって，レポートを書く目的を意識し，その目的を達成できるよう書いていきましょう。

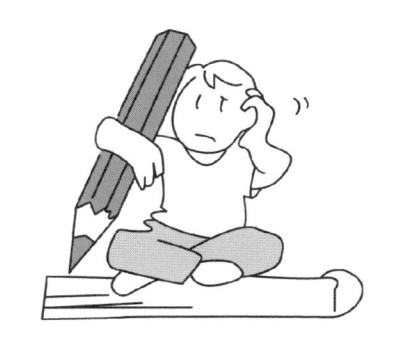

●レポートの目的●

レポートを書く目的は，①学生自身が自らの経験を整理し，理解を深めること，②実習指導者がレポートを通して教育的指導を行うこと，の2点におおよそ集約できます。つまり，レポートとは，そうした目的を達成するための手段として使われるわけです。したがって，そこに書く内容は「どう書けば目的を達成できるか」という観点から決めていくことになります。

●経験を整理する＝評価・治療目的の最重要項目を焦点化する●

では，どうすれば上記に示した二つの目的を達成できるでしょうか。

経験を整理するという目的を達成するためには，まず当の経験を積む際に設定したはずの評価・治療目的に照らし合わせて，重要な意味・価値があると想定される事柄に焦点を当てて書いていく必要があります。

具体的にいうと,「ADL の自立度を判断する」という評価目的を前提に観察したならば, その後に書くレポートは,「ADL の自立度を判断するうえで, 役立つと想定される経験的事実」を選択して書くのです。逆にいえば, ADL の自立度に関係しないと思われる経験的事実は書かないということです（たとえば, 上着の着脱動作を評価しているのに, ポータブルトイレの位置を記述してもしょうがないですよね）。もちろん, 複数の評価・治療目的が立てられた場合は, それぞれの目的に応じた経験的事実を, 選択的に書き出していくことになります。

　また, 最初に設定した目的とは異なる評価・治療を行った場合は, 実際に行ったことから逆算的に目的を再設定し, それに応じてレポートを書きましょう。たとえば, あらかじめ設定した目的は,「脳血管障害の患者さんにファシリテーションを行う」というものだったとしましょう。しかし, 実際には, その日は患者さんの調子が悪く, リハビリテーション室でゆっくり休んで過ごしたとします。そうした場合は,「ファシリテーションを行う」という目的は修正して, たとえば「ゆっくり休んで体調を整える」という目的を改めて立てて, それに照らし合わせてレポートを書くのです。その際, 当初の目的が修正されたことも明記しておくとよいでしょう。

　ところが, 残念なことに, 学生や実習指導者のなかには, 経験したすべての事実をレポートに書く必要があると思っている方もいるようです。しかし, それは原理的にも実践的にも不可能であるため, それによって経験を整理することはできません（むしろ, 混乱するでしょう）。だから, 思いきって,（再）設定した評価・治療目的を前提に, 意味や価値を見いだせる経験的事実に焦点化して書いたほうが, 経験の整理には役に立つはずなのです。

●理解を深める＝経験を考察する●

次に，理解を深めることですが，これは経験に対して首尾一貫した考察を加えることで達成されます。考察のコツは，評価・治療目的を踏まえつつ，整理された経験的事実につじつまの合う解釈を与える，という観点から行うとよいでしょう。

先の例でいえば，患者さんがADL遂行時に転倒しそうになった出来事に遭遇した，としましょう。この事実をうまく説明するには，たとえば「筋力が低下していた」「バランス反応が低下していた」などの解釈を与えると，「なぜそうした事実が起こったのか」に応えることができるため，そのぶん理解を深めていくことができるようになります。もちろん，実際の臨床現場は，偶然の出来事によっても左右されますので，その際はそうした事柄も含めて一貫した解釈をつくりだしていくことになります。

●充実した指導を受けるには＝経験の獲得内容と解釈を文章化する●

最後に，レポートを通じた教育的指導です。内容のある教育的指導を受けようとするならば，「経験的事実は，どういう目的で，どのような方法によって得られたものなのか」「どういう目的から経験的事実をとらえると，このような解釈（考察）になるのか」を明文化しておく必要があります。それにより，実習指導者は，学生の評価・介入方法，得られた結果，考察の妥当性を判断することができるためです。

逆にいえば，そうしたことが明記されていないレポートを提出すると，実習指導者は学生の実習内容の妥当性を判断することが難しくなり，教育的指導の質も落ちてくるといえるでしょう。

（京極　真）

第5節　レポートの書き方

2. 考察力の高め方

> 考察が書けません。どうすれば深く強く，考え抜けるようになりますか？

ワンポイント・アドバイス！

考察が書けないときは，関心（興味）のあることから考えていくようにしましょう。関心（興味）は，これまでの体験を振り返ることで明確になる可能性があります。また，考察を深めるときは，文献を活用しましょう。文献を用いつつ，事実を深くとらえなおし，仮説を立て，最終的には限界点や反省点が浮き彫りになってくれば考察は終了になります。

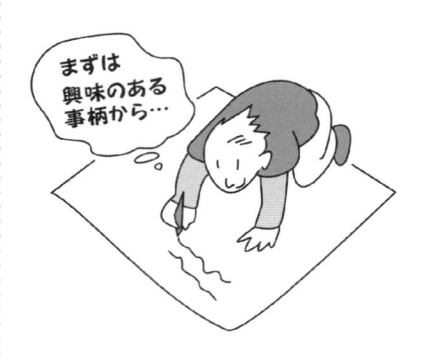

（まずは興味のある事柄から…）

●経過や結果を時系列に書く●

　出力しよう（考察を書こう書こう）と思えば思うほど，人は誰でもフリーズしてしまいます。まずは，今までの経過や結果を日記程度でもいいので，時系列に記述してみてください。デイリーノートがあればそれを読み直すことも大事です。この記述は，道筋がしっかりしていなくてもかまいません。

●ブレインストーミング法で分類●

　集団で多くの意見を出し合うのをブレインストーミングといいますが，これは質より量を重視し，周辺知識から多角的に物事をみる手法です。それを個人に置き換えると，自らの経験や記憶から，多くのことばや文章を列挙し，書かれたことばを眺めることで，ことば同士や頭のなかにある周辺知識との間に線が出現し，その線によってカテゴリー化され，ユニットを形成します。その生まれたいくつかのユニットのなかで，症例を検討するうえで最優先すべき問題はどれかを，何度も眺め考え抜くことです。

●興味のある事柄を探す●

　それでも何も浮かばない場合は，感情を使って，自分が何に興味があるのかを探ってください。興味があることが，おそらくそれまでに体験したなかで，一番重要だった事柄や事象であったに違いありません。興味がないものから考察を書くことはなかなかできません。関心（興味）がある事柄に対しては，脳がよく働き注意が持続します。考え抜くことができないのであれば，是非ともこの感情を使ってください。

●骨格の決定と文献的考察●

　関心があることを書きはじめることができれば，考察の全貌が少し見えてきますので，それを並べ替えたり修正したりしながら骨格を決めます。この際，整理する意味で考察に見出しをつけ，分類してもよいでしょう。

　骨格が決まれば，今度は深さを求めるために，補足すべき科学的事実を取り上げ，自らが体験した症例結果と照合させながら，文献的考察を追記します。このとき，文献をすべて鵜呑みにすると，症例結果にこじつけてしまう恐れがあるので，先行的な文献の記述に当てはまるものと当てはまらないものを，きちんと考察すべきでしょう。そして，当てはまらない事

実に対して，臨床的仮説を述べることができれば，考察もほぼ完成です。

●文献考察上の注意●

　この際，あくまでも症例経過や結果を優先してください．文献を優先すると症例に対する考察ではなくなってしまい，あたかも何かについてまとめたレポート（レビュー論文）になってしまいます．

　過去の文献と照らし合わせて，そうとはいえない事実を示すことこそが，科学です．その事実を深くとらえなおし，仮説を立て，最終的には限界点や反省点が浮き彫りになってくれば，考察は終了です．

〔森岡　周〕

第5節　レポートの書き方

3. 提出期限に間に合わないときの対処

> レポートが途中までしか書けず，指定された期日に提出できそうにありません。どうしたらいいですか？

ワンポイント・アドバイス！

提出日だと，どうにもならないことが多いです。したがって事前計画が大切です。しかし，提出できないときでも，現状のレポートを提出し，できない原因を分析し，実習指導者に相談してください。

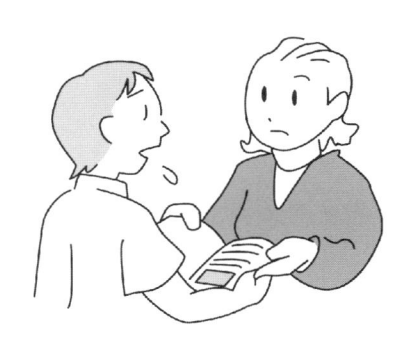

●ウソをつかず相談を●

　正直にいうと，提出できそうにないと気がついたのが提出日の前夜であれば，どうにもならないことが多いです。しかし，諸事情によってはそういうときもあるでしょう。

　そういう場合でもまず言えることは，レポートを途中までしか書けなくても，とりあえず現状のまま提出するしかない，ということです。そして，なぜ完成しなかったのかを自己分析したうえで，実習指導者に相談することが必要です。

　蛇足かもしれませんが，一番やってはいけないことは，「家に忘れてきました」や「プリンターが壊れました」などの「ウソ」です。実習指導者は，これまで多くの学生を教育しながら仕事をしていますので，こういっ

た「ウソ」は即座に見抜くことができます（学生のウソにはいくつかのパターンがあるので，容易に見抜けます）。その結果は，事態を最悪の方向へと導くだけです。

●書けない本当の理由●

私の経験上，学生がレポートを書けないときの理由は，「寝た」とか，「やる気がない」とかではありません。意外なことに，この原因の大部分は「完璧なレポートを作成しようとしている」，もしくは「提出後の実習指導者の対応を過剰に恐れている」というものでした。そこで，解決案ではないかもしれませんが，そうならないように，いくつか具体策を提案したいと思います。

●実習指導者は完璧を求めてはいない●

まず，実習指導者は学生に対して，完璧なレポートは求めたり，期待したりしていません。というより，実習指導者は，臨床実習という短期間で完璧なレポートを求めるのは無理だとわかっています。おそらく，実習指導者でも無理だと思います（そうではない実習指導者に出会ったときは，諦めて頑張ってください）。

●レポート提出の理由●

では，なぜ実習指導者はレポートの提出を求めるのでしょうか。そこから何を読み取っているのでしょうか。端的にいうと，レポートから，現時点における学生の知識や理解度，やる気など，教育するうえで必要な諸要因を把握し，判断しようとしているのです。実習指導者にとってレポートは，今後指導をすすめるうえでの課題量の調整や指導方法の修正の指標となる，学生からの大切なレスポンスなのです。

これらの理由でレポートを課しているのですから，レポートを提出でき

ない学生に対して実習指導者は怒っているのではなく，実は「困っている」のです。だから，学生は，途中までしかできなくても提出しなければなりません。

●自己分析の結果をレスポンス●

そして，「レポートは臨床教育のツールである」ことを踏まえたうえで，あなたが自己分析した結果を話してください。具体的には，どこまでわかっているのか，何がわからないのか，どういう資料が必要なのか，などを中心に話すとよいでしょう。そうすることで，実習指導者にレスポンスしたことになります。

そして，次回，レポートを提出するために必要な期間と，資料および指導をしてもらうことを，お願いしてください。場合によっては，怒られるかもしれませんが，それはあくまでも教育的指導と割り切ってください。もちろん，実習指導者からレポートを提出しなかったからといって暴力を振るわれたり，人格を否定されたりしたら，それはもはや教育的指導とはいえなくなりますので，その場合は教員に相談してください。

●次はしっかり提出を●

実習指導者との相談後は，ある一定の期間が設けられ，レポートを再提出することになると思います。ですから，レポートの完成に向けた計画をしっかり立ててください。そして，学生は自分自身に「完璧なレポートでなくていい」と言い聞かせてください。今のあなたの力で作成すればいいのです。あなたの努力を実習指導者は評価してくれます。ただし，何度もレポートの作成ができなければ，実習をやり遂げる能力に欠けると判断され，「実習は継続できません」と言われますので注意が必要です。

（村上仁之）

第5節　レポートの書き方

4. 日々の記録の仕方

日々の患者さんの記録のポイントはありますか？

ワンポイント・アドバイス！

観察した内容は,「主観的事実」と「客観的事実」に分けて記録します。そして,患者さんを理解した根拠となる材料,情報は何かを,明確に示すことです。

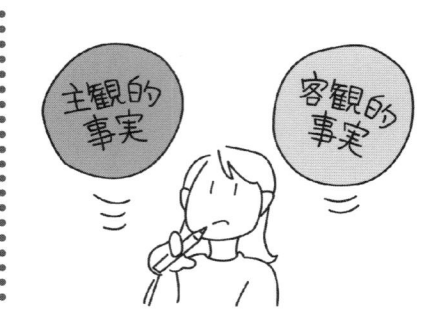

●**実習記録とケース記録**●

　実習中であれば,自分の記録として残す場合と,公的な診療録に記入する場合とがあると思います。ここでは,前者のレポートを例に取り上げて解説します。

　多くの実習施設では,レポートをデイリーノートとケースノートの2種類に分けて作るよう指導しています。デイリーノートには,一日の学生の動きや,学習した内容を書きます。ケースノートには,担当患者さんに関する日々の新しい情報が書かれ,実習期間中継続して更新していきます。

●**記載する情報**●

　記載する情報は,患者さんの診断名や合併症,家族情報,既往歴,生活歴などの「基本情報」,作業療法(理学療法)で行った評価結果と問題点の抽出,結果の解釈などの「専門情報」の2種類があります。ここでは,さ

まざまな臨床実習施設で共通して使えると思われる情報記載の方法に焦点を当てます．特に，学生が患者さんに主体的に関わる行為のなかで，何を記録として残したらいいかについて述べたいと思います．

●主観的事実と客観的事実●

まず，観察した内容は，「主観的事実」と「客観的事実」という観点から分類して記録します．これは，どこの実習地でも必ずといっていいほど指導されます．学生の解釈・考察（主観的事実）と，実際に起こった出来事（客観的事実）の区別がつかないようでは，他者が理解できる記録にはならないためです．

たとえば，脳血管障害の患者さんを担当した場合，「麻痺があって大変そうだなぁ」というのは主観的事実です．というのも，そう思ったのはあなた自身にほかならず，もしかしたら他人は「麻痺があるのに頑張っているなぁ」と思うかもしれないためです．一方で，「麻痺の程度はブルンストロームステージⅢです」というのは，同一患者に同一方法で測定すれば，基本的には誰がやっても同じ結果が得られる出来事であるため，客観的事実といえるでしょう．また，客観的事実を「現象」，主観的事実を「説明」という言葉に置き換えると記録しやすくなる場合があるかもしれません．

●精神科領域は事実が統合●

ただし，注意が必要なのは精神科領域です．精神科領域は，自己を治療的に活用するため，自分のなかに発生した気持ち，感情，思いなどを通して患者さんを理解していくことになり，主観的事実と客観的事実がクモの巣のように複雑に絡み合っているためです．つまり，精神科領域は，学生自身の主観的経験と客観的事実を切り分けることが難しいため，事態はややこしくなりがちなのです．

したがって，精神科領域の記録は，そうした特性を踏まえて，学生自身のなかに発生した感情なども，患者さんの理解につながるものであれば，それを単なる感情として処理するのではなく，「○○という状況下では△△と感じた」というように，感情が発生した諸状況を開示することによって，記述の客観性を担保しつつ，主観的な感情も記録として残していくことになります。

● 理解の根拠を提示 ●

そして次に大切なことは，患者さんを理解した根拠となる材料，情報は何かを明確に示せることです。これは，実習中のどの段階でもいえることです。また，治療行為を行ったあとで，何が効果的だったのか，何がどのように変化したのかを示すことができるような記録を残しましょう。

なお，参考までに，『作業療法実践の仕組み　事例編』（矢谷・福田，2004）で示された記録のポイントを踏まえて，私なりにまとめたものを，表2-5に示しておきますので，ぜひ参考にしてみてください。

表2-5　記録のポイント

	記録の要点	経過時期
1	対象者の現時点の状態に対して	初期評価時
2	どのように作業療法を行って	治療・経過時
3	どのような状態に変化したか	再評価時

（河野達哉）

【文献】

矢谷令子・福田恵美子編集：作業療法実践の仕組み　事例編．協同医書出版社，2004．

第5節　レポートの書き方

5．レジュメの書き方

> 事例検討会で作成するレジュメは，どんなところに注意して書けばいいですか？

ワンポイント・アドバイス！

レジュメは，情報過多でも情報過少でもいけません。レジュメを作成する際は，相手にわかりやすいかどうか，美的にも問題がないか，を注意するようにしましょう。また，レジュメの情報密度を上げたければ，評価結果などを図表として示すことも効果的です。

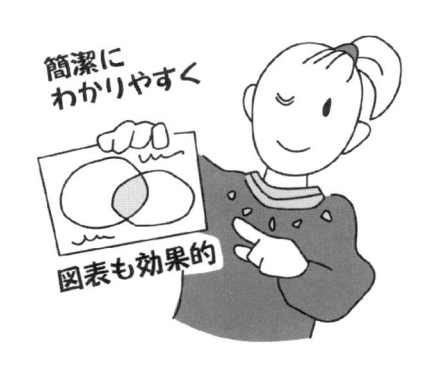

簡潔にわかりやすく
図表も効果的

●レジュメとは●

　レジュメとは「要旨・要約・概要」などを指しています。細かくいえば，「論文の内容などを簡潔にまとめたもの」や，「講義・セミナー・研究会などで配布される発表内容を簡潔に記したもの」です。よって，レジュメを作成するためには，必ず本論がなくてはなりません。つまり，レジュメは，長編小説のなかでも最重要なあらすじを抜き出したものです。けっして短編小説ではありません。

●レジュメは本の目次●

　さて，レジュメを書くうえでの基本的な注意点は，相手にわかりやすく，美的にも問題がないかです。レジュメは，その特性から口頭発表とセットであり，文章では不足している情報を口頭で補うことができます。だから，情報を文章ですべて表現しなくてもかまいません。文章を一字一句追いかけなくとも（目ですべてを追いかけなくても），耳で聞いたことばと統合させ，自ずと聴衆者が耳で聞いた情報を追記してしまうように作成しましょう。つまり，レジュメは圧縮した情報であり，口頭発表によってそれが徐々に解凍されていくように留意して作成するのが，良い書き方になります。

●発表の技術●

　読んだり聞いたりするうえで，難解な用語が連発されると，人の注意は必ず集中しません。一般的ではない言葉は，定義してから用いることが大事でしょう。最後に結論をさらに要約して示し，全貌に念を押したり，逆に冒頭にそれを示したりすると，相手のこれからの注意を操作することができます。ダラダラ意味のない情報を列挙すると人は注意を失ってしまうので，情報を示すときには，それが発表において必要かどうかを吟味しておきましょう。ただし，その判断は間違っていることが多々あるので，削除した情報は必ず発表時には手元に置き，質問にはそこから対応できるように準備しておきましょう。

●図表化して示す●

　レジュメの情報密度を上げるには，図表として示すことも効果的です。文章や数値の羅列よりもビジュアル的に図表の効果は大きく，図表の作成ができないかを検討することも大事でしょう。また，文章表現においても

重複した言語や無駄な修飾は避け，簡潔明瞭に示しましょう．概して日本語は，主語−述語の関係が曖昧で，明瞭さを失う場合があるので，端的に文章をつくり，修飾する表現は口頭で示すことをお勧めします．

●伝えた情報を焦点化●

　注意が散漫になるような情報過多にならず，後できちんと読めるように情報過少にもならず，レジュメで伝えたいことは何か，その伝えたいことを明確にするための情報は何かを先に明確にしておき，本論から少しずつ削減していきましょう．

（森岡　周）

第5節　レポートの書き方

6. レポートに対するコメントへの対応

> レポートに書かれた実習指導者からの指摘には，どう対応すればいいですか？

ワンポイント・アドバイス！
指導内容を何でも鵜呑みにせず，実習指導者のクリニカル・リーズニングを学ぶ努力をしましょう。

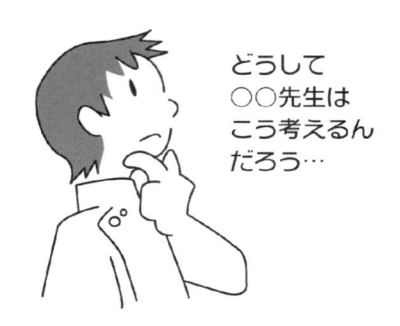

どうして
○○先生は
こう考えるん
だろう…

●原則は指導・指摘に従う●

　実習生の到達目標は，日本理学療法士協会の『臨床実習教育の手引き（第5版）』によると，「養成施設卒業時の到達目標のミニマムは，基本的理学療法をある程度の助言・指導のもとに行えるレベル」とあります。作業療法士と理学療法士は同じ法律のもとで養成されますから，これは作業療法においてもおそらく共有できる目標のはずです。したがってこの問いに対して結論をいえば，基本的には，実習指導者からの指導・指摘には素直に従って対応していくべきだと思います。

　しかし，おそらく多くの実習生は，実習指導者の指導内容を，ただ単に鵜呑みにしてしまっていいのか，しっかりと理解するために確認のやり取りをしてから指摘に従っていくのか，という疑問をもつことと思います。この疑問をどう処理するかによって，実習の中身が薄くなるか濃くなるの

かが変わってくると思います。

●実習指導者のクリニカル・リーズニングを学ぶ●

では，どうすればいいか。ポイントは，実習指導者のクリニカル・リーズニング（臨床的推論）の仕方と理由を知ることです。実習指導者は，さまざまなクリニカル・リーズニングを実践しています。表2-6では，代表的なクリニカル・リーズニングを簡単に示しました。実習指導者は，たいてい表2-6に示したいずれかのクリニカル・リーズニングによって，患者さんの評価・治療を展開しています。まず，実習生は，セラピスト（実習指導者を含む）たちのさまざまなクリニカル・リーズニングとその活用方法を学ぶことが，実習の大切な目的になると思います。

●クリニカル・リーズニングの理由を考える●

さらに学生は，ただ単に実習指導者のクリニカル・リーズニングを鵜呑みにするのではなく，たとえば「○○の状態から××の実施を選択すると考えたのはなぜか」と自身に問いかけて，実習指導者のクリニカル・リーズニングの成立根拠を深く問い直し，学ぶことが大切です。つまり，特定の状況下で行われたクリニカル・リーズニングの理由を考えるようにする

表2-6　クリニカル・リーズニングの一例

種　類	概　説	使用する場面例
科学的リーズニング	客観的データに基づく臨床判断	関節拘縮の治療を行うとき
物語的リーズニング	患者の語りに基づく臨床判断	患者が好きなデザインの自助具を用意するとき
倫理的リーズニング	道徳に基づく臨床判断	患者に自殺ほう助を求められたとき
実際的リーズニング	現実的制約を考慮した臨床判断	リハビリテーション科にある道具で治療を行うとき

のです。

　たとえば，理学療法において，実習指導者から実習生が，炎症症状のない痛みに対して極超短波療法の選択を指摘されたとしましょう。その場合，実習生は「炎症症状のない痛み＝極超短波療法」という指摘を安直に理解するのではなく，なぜこのような症例では極超短波療法の選択に至ったのか，ホットパックや超音波療法は適用できないのか，を考える必要があります。また，作業療法でも，認知症の周辺症状が問題の症例で回想法の選択を指摘された場合，なぜ回想法なのか，他の作業では不可能なのか，その選択する過程を知ることが大切なのではないでしょうか。そうした検討を通して，学生は実習指導者のクリニカル・リーズニングをわが身の血肉にすることができるようになると思われます。

●実習指導者の指摘を理解する努力を●

　したがって，実習生は，「なぜ○○先生はこういう考えで評価・治療を進めているんだろう」と常時考えて，レポートの指摘に対応したほうがよいと思います。実習指導者とのやり取りでは，ぜひともそのクリニカル・リーズニングについて質問し，なぜそのような思考過程を行ったのかを問い直し，理解できるようにしていきましょう。

　そして，いろいろな考え方を知り，自らが最良と思う治療パターンや思考過程を構築していくのに役立てていくべきだと思います。

（田中義行）

【文献】

　堀秀昭：臨床実習における教育目標．臨床実習教育の手引き（第5版）．日本理学療法士協会，2007．

第5節 レポートの書き方

7. 何を書けばいいのかわからないときの対策

> 何を書けばいいかわからず，レポートがまったく手につきません。どうすれば少しでも書けるようになりますか？

ワンポイント・アドバイス！

いきなり本文を書こうとせず，まずは頭に浮かんだ事柄を書きだしましょう。書きだされた情報を整理し，そこから何を書くべきか，何が書きたいかを明確にしましょう。

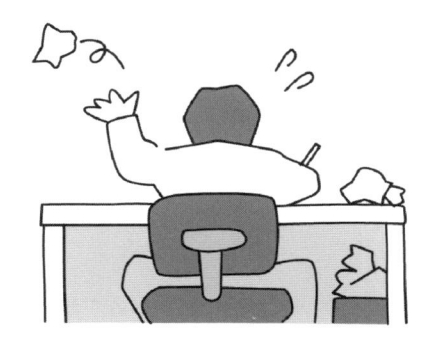

●とりあえずことば（情報）を書いてみる●

　言語化するためには，頭の中の言語を整理することがまずは必要です。頭の中に何かことばが浮かんできますか。浮かんできたら，そのことばを白紙に書き留めておいてください。いきなり書こうと思ってレポートは書けるものではありません。書くためには，環境からの情報を自らの頭の中で処理しておかなければなりません。

　まずは，無理やりに書こうとはせずに，自らの経験，目の前の患者さんの障害や経過，患者さんの言葉，最近読んだ参考書や文献などから，徒然(つれづれ)なるままに書き出してください。本来なら頭の中でいろいろな環境から入った情報を整理できればよいのですが，それができないのなら，とにかく得られた情報を書き出し，目で見てその情報を統合することです。そこ

から何を書くべきか，あるいは何が書きたいかという視点が湧いてくるはずです。

●何も頭に浮かばなかったら●

　もし湧いてこないのなら，あわてずに環境を変えることです。お風呂に入ってぼーっとしているときに浮んだ事柄，意識せずに歩いているときに思考した事柄などを，すぐさま白紙に書き出しておいてください。意味のないものであっても書き出しておくことです。それが後に役立つかもしれません。

●文献も自分の言葉に置き換えてみる●

　また，本を読んだり，文献を読んだりしても，ただ読み流すのではなく，自分の今の体験あるいは過去の経験と照合しながら，自らのことばに置き換えて書き留めてておくことをお勧めします。そのまま本を書き写しても意味がありません。必ず自分の経験と照合させて書くことで，今調べておくべきもの（おきたいもの）が明確になるはずです。

　頭の中は常に内言語が氾濫しています。その自分の心の声を聞いてみてください。必ず出力（言語化）されてくるはずです。いくつか言語化されれば，それを小見出しにして，全体的にはこのようなテーマになるはずだ！　という想像をふくらまし，テーマをつくってみてください。そうすれば，どのような書籍や文献を参考にすればよいかがわかってきます。

　また，今まで読んだ本や文献をもう一度確認してみてください。そうすれば，消えていた記憶がどんどん出てきて，すでに出ているいくつかの言語を修飾してくれます。

　とにかく，自分の頭にある言葉を手で書き，目で確認することです。そこから思考が生まれ，何を書くべきかの志向が生まれるはずです。

（森岡　周）

第6節　ハラスメントへの対応

1．セクシャル・ハラスメント①：食事編

> 異性の実習指導者から，一週間のうち何度も飲み会や食事に誘われて対応に困っています。どうしたらいいですか？

ワンポイント・アドバイス！
「参加できません」とピッシリと答えましょう。

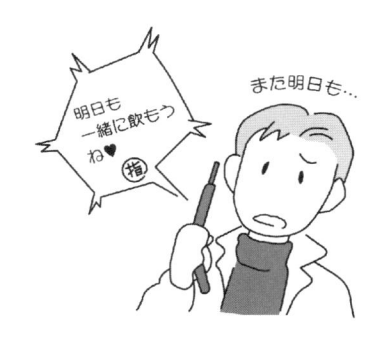

●**行かない意志を明確に伝える**●

　勇気をもって断りましょう。お誘いを断る場合のマナーとして，日本人はやんわり遠まわしに断ることが多いです。また，それを察し，感情を汲むことにも慣れています。その慣習をうまく利用して，まずは「せっかくのお誘いですが，うかがえません」とやんわり伝えてみてください。

　しかし，この質問がセクシャル・ハラスメントの項目に挙げられていることを考えると，もっと明確に理由を伝えたほうがよい可能性も考えられます。その場合はまず，「明日の実習に備えて体調を整えたいので家で休みます」「明日の準備をしたいので帰ります」などのように，臨床実習を優先して考えていることを伝えてみてはどうでしょうか。実習を充実させるため，必要な体力を回復させるための時間を自宅で取りたいというのは，充分りっぱな用事です。

●それでもダメならきっぱり断る●

もしそれでも誘われる場合は,「忙しくなければ一緒に行く可能性があるのだな」「誘われることは嫌がってはいないのだな」といったような,好意的に解釈される余地を与えないようにしましょう。つまり,はっきりと「飲み会や食事会など,実習施設外での会合には参加できません」と言ってみてはどうでしょうか。それでもしつこく誘われるときは,周囲の人や養成校の教員,あるいは第三者機関に相談しましょう。

●一人で我慢しない●

私が勤める養成校ではハラスメント対策委員会があり,毎年ハラスメントの有無をアンケート調査しています。悲しいことに,毎年実習中にハラスメントがあったと報告されます。実習指導者と患者さんが加害者として報告されています。一番の問題は,そのハラスメントを当事者は誰にも相談せず,一人で我慢していることです。

ハラスメントはされる側の問題ではなく,する側の問題です。ハラスメントをされていると感じた時点で,ハラスメントは成立します。実習指導者が「セクシャル・ハラスメントのつもりはなかった」と言っても,学生がそのように感じたこと,それ自体が問題なのです。

●相談先●

実習施設の管理者も養成校も,相談をすれば善処するはずです。もしこのどちらにも相談したくないのならば,第三者機関に相談に乗ってもらってください(詳細は次項を参照)。ぜひ勇気をもって相談しましょう。

●加害者と言われないために①:実習指導者編●

また,読者は将来,実習指導者になるはずです。あなたが将来セクシャ

ル・ハラスメントをしたと言われないためには，さまざまな配慮が必要です。多くの学生から，実習終了時に食事会に連れていっていただいたと聞きます。もしあなたが実習指導者になったとき，担当した学生の労をねぎらい親睦を深めるために食事会を開くならば，さまざまな配慮をし，二人だけで出かけないということが大切です。そして，いくら交流を深めたいと思っても，実習指導者と学生の間には越えがたい上下関係があり，学生は実習指導者に言われるがまま服従してしまう傾向にあるということを認識し，節度ある行動をしてください。

●加害者と言われないために②：実習生編●

逆に，実習生が患者さんから「ハラスメントを受けた」と言われる可能性があります。検査・測定で静かな空間が必要といっても，扉を閉め切らず少し開けておきましょう。また，日常生活動作の評価・介助では，同性による評価や介助に努めるなどすれば，意図せずハラスメントになるという状況を回避できます。

（西野　歩）

第6節　ハラスメントへの対応

2．セクシャル・ハラスメント②：交際編

> 実習指導者から交際を迫られました。私にはその気はまったくありませんが，断ると臨床実習を不合格にされそうで不安です。どうしたらいいですか？

ワンポイント・アドバイス！

断って不当な評価がされるのは避けましょう。すぐに，養成校や第三者機関に，相談してください。

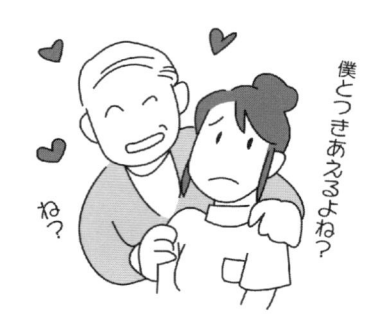

●原則は言われたその場で断る●

　臨床実習中に交際を迫られるというのは，尋常な出来事ではありません。あなたにその気がまったくないのですから，「お申し出には添えません。おつきあいできません」とその場で断るのが一番だと思います。しかし，残りの実習がどうなるか，実習の成績が実習指導者の私情をはさまずに評価してもらえるかが，気になることでしょう。そうなると，断り方にも悩むことになります。

●セクシャル・ハラスメントは男女ともに起こる●

　質問者が交際を「迫られた」という言葉を使っているということは，「申し込まれた」とは違い，強引な印象を受けます。文面からはどのよう

な場所・時間で話があったのかはわかりませんが，大変困った様子が伝わってきます。しかも，こうしたセクシャル・ハラスメントは女子学生に限って起こることではなく，男子学生にも起こることです。男女関係なく困った立場に置かれたならば，以下を参考にして対処してください。

●断っても大丈夫●

　まず，実習中に実習学生に交際を申し込むことは，実習指導者として適切な態度といえるでしょうか。答えは「いいえ」です。人はお互いに立場を超えて対等であるべきですが，臨床実習という特殊な状況下では，往々にして，実習指導者や他のスタッフが学生よりも上位に立ちやすくなります。ですから，優位な立場に立ちやすい実習指導者たちは，厳しい倫理意識をもつ必要があります。

　もちろん，実習指導者のすべてが悪いわけではないかもしれませんが，臨床実習のように上下の関係ができやすく，実習学生は評価される立場にある場合，交際を申し込む，個人的な用事を頼むのは慎むべきです。ですから，学生が断ることは問題がないことなのです。そして，断ったことにより公平性を欠いた成績をつけることは，実習指導者として絶対にやってはならないことです。

●対処法①：養成校編●

　とはいえ，学生の立場からすれば，どう言えば成績評価や実習に影響なく断れるかが大きな問題だと思います。対処方法はまず，養成校の教員に相談しましょう。また，学生相談室やハラスメント対策委員会，セクハラ対策室など，養成校の相談機関に相談してください。ほかには，第三者機関に相談するという方法があります。

　養成校の教員に相談するのは，「断り方」です。どのように断ればよいのかを相談してみてください。ただし，この相談にも注意が必要です。

セクシャル・ハラスメントにはジェンダー・タイプというものがあります。これは，古い日本の考え方に縛られた男女の固定的な役割分業を尊重するタイプです。もし，教員がジェンダー・タイプの考え方をもっていると，あなたの相談に対して真剣に対応してくれないかもしれません。場合によっては，学生が悪いということにもなるかもしれません。そのときは，即第三者機関へ相談をしましょう。

●対処法②：第三者機関編●

　第三者機関，つまり外部組織には，人権啓発センターやウィメンズプラザ，労働相談などがあります。インターネットの検索サイト（たとえば，google）で「セクハラ」「相談」「窓口」などのキーワードで検索すると，さまざまな第三者機関を見つけることができます。読者にとって利用しやすそうなところを探してみてください。ほかにも，たとえば，日本作業療法士協会には倫理委員会があり，作業療法学生からの相談も受け付けています。秘密は堅く守秘されるので，ぜひ日本作業療法士協会HP上の倫理委員会のページを確認し，日本作業療法士協会（03-5826-7871）へ電話をしてみてください。

〔西野　歩〕

第6節 ハラスメントへの対応

3. パワー・ハラスメント①：人格攻撃編

> 実習指導者から人間性を厳しく批判され続け，精神的に追い詰められてしまいました。私は価値のない人間なのでしょうか？

ワンポイント・アドバイス！
自分だけで問題を抱え込まずに，早く信頼できる第三者に相談してください。

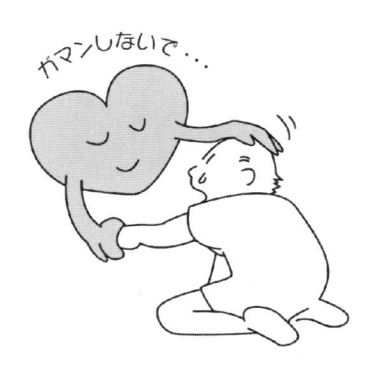

● **パワー・ハラスメントとは** ●

　これはパワー・ハラスメントに該当するかもしれません。パワー・ハラスメントとは，優位な立場にある者が自分より低い立場の者に対して行う，不適切な言動や指導のことをいいます。

● **実習指導者への相談は厳禁** ●

　現在，あなたが実習指導者の言動で精神的に追い詰められているとすれば，まさにこの構図のもとにあると考えられます。実習指導者が気づいていない可能性もありますので，すぐに養成校の先生か，実習施設の部署の責任者に相談することをお勧めします。
　ただし，この場合，実習指導者に直接相談しないほうがいいでしょう。

というのも，相談を受けた実習指導者は，学生が困っているのならさらなる激励が必要だと判断し，結果的にパワー・ハラスメントが繰り返される可能性があるためです。

●訴えは法的に保護される●

現在，男女雇用機会均等法により，セクハラ防止は事業主の「配慮義務」として法的に定められています。これは実習施設であっても同じです。そのため，訴えがあれば，第三者委員会が双方から事情聴取することによって事実確認を行います。そのうえで，パワー・ハラスメントが事実だとわかれば，加害者に謝罪をしてもらい，今後このようなことがないよう指導が行われるようになっています。

●我慢し続けない●

学生が実習指導者を訴えるという行為は勇気のいることですし，今後の実習を進めるうえで不利になり，実習が不合格になるのではと不安になると思います。そうかといって，人間性まで否定されて耐え続けると，身心ともに疲弊し，病気になってしまう可能性が高くなります。あなたの健康を害してまで実習終了を待つというのは，あまりにも理不尽だと思いませんか。

たとえ実習期間中に，あなたが我慢すればすべて終わると思っても，身心のダメージはすぐには回復しません。もしかしたら，進路変更を考えることになるかもしれませんし，ひどいときには自傷行為や自殺企図をしてしまうようになるかもしれません。また，あなたの次に来る学生も，同じ辛い思いをすることになるかもしれません。

●第三者に相談を●

しかし，第三者的立場の人が介入し話し合いの機会をもてば，状況は変

わる可能性が高いと思います。実際に私が見聞したところでは，実習指導者から学生にパワー・ハラスメントがあったと認定され，実習指導者が学生に謝罪したケースがいくつもあります。ですから，自分だけで問題を抱え込まずに，早く信頼できる第三者に相談してください。人間性まで否定されることは，あってはならないことです。

●実習指導者側の気づきが不可欠●

　もちろん，多くの実習指導者は，学生に優秀なセラピストになってもらいたいとの思いで，熱心に指導をしていると思います。しかし，悪気がなくても，実習指導者のちょっとした言葉や態度，立ち居振る舞いなどは，学生に相当の影響を及ぼすものなのです。実習指導者には，その点を考慮して学生指導にあたっていただけることを期待します。実習指導者だからこそ気づきが必要なのです。

●信頼関係が基本●

　しかし一方で，多くの学生は，基本的な礼儀作法がうまくできない，報告がすぐにできないなど，人とのコミュニケーション能力に問題があり，結果として実習の課題がたくさんになることもあります。また，担当患者さんと治療的な関係性をつくったり，評価・治療で必要となる知識や技術が不足しているのも事実です。課題があるから成長をしていけると思いつつも，パワー・ハラスメントにおちいらないよう，学生側も実習指導者と信頼関係を築く作業を怠ってはならないと思います。

〔河野達哉〕

第6節 ハラスメントへの対応

4. パワー・ハラスメント②：好き嫌い編

> 実習指導者や他のセラピストから，「人としてあなたとは合わないから教えない」と言われました。どのように対応したらいいですか？

ワンポイント・アドバイス！

人との間で"相性"があるのは当然です。したがって，実習中にこのような事態が発生してもあわてないでください。

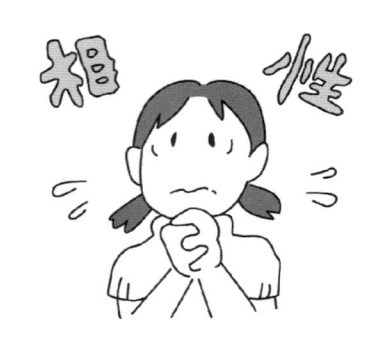

　こうしたケースでの対応方法は，①実習指導者の意図を汲み取るようにする，②やるべきことはやり指導を待つ，③開き直ってどこがいけないのか聞く，の三つが考えられます。

●対処法①：実習指導者の意図を汲み取る●

　まずは，実習指導者のことばの真意がどこにあるのかを探ってみる必要があります。実習指導者は，言葉では厳しくあたっても，実は叱咤激励のつもりなのかもしれません。「もう教えないよ」という言葉の真意は，もしかしたら「もっと調べなさい」というものかもしれません。こうした実習指導者の真意は，口調とか，言われたときの状況，雰囲気から読み取れることが多いでしょう。

●実習中止宣告の前に養成校に相談●

　もし，実習指導者が本気で学生に「教えない」と言っていたとしたらどうしましょう。その場合，実習指導者はまず，学生を教育する義務を放棄したと見なされないよう，学生に教育的指導を行わない理由を説明する必要があります。私の経験では，それはたいてい常識を越えた学生の「デキの悪さ」に由来するものですが，そうしたことを実習指導者は事実に基づいて説明する必要があるのです。その説明が十分なものであれば，最終的に学生は実習終了を言い渡されることになるでしょう。学生は，そうなる前にできるだけ早く養成校の先生に相談しておきましょう。

●対処法②：やるべきことをやり指導を待つ●

　とはいえ，実習指導者は本当に人としてのあなたが大嫌いで，感情的に「教えない」と言っている可能性だって考えられます。そうした場合，あなたは人間性を否定されたと感じ，自尊心を保てなくなるかもしれません。また，実習指導者に対して，不信感，怒り，敵意などを抱き，頭が真っ白に近い状態かもしれません。

　しかし，実習とは限られた期間で，特殊な環境下で行われるものです。実習中にあなたが発揮できる能力は限られたものであり，実習指導者にとらえられている側面はわずかな一面でしかないと考えると，少しは楽になりませんか。そのうえで，「とにかくやることはやる」「提出すべきものは必ず出す」というように，実習指導者が学生に応答せざるをえないような状態を，常につくることが大切だと思います。

　自分らしさとかを追及せずに，言い方はよくありませんが，実習のための自分を演じるつもりで臨んだほうがよいと思います。学生が果たすべき義務を果したうえで，なお指導がないならば，それはむしろ実習指導者側の問題になってきます。

●対処法③:開き直ってどこがいけないのか聞く●

　また,実習指導者に自分のどこが悪いのかアドバイスをもらうつもりで,開き直って聞いてみるのもよいでしょう。好き嫌いで実習を落とされたらたまりませんからね。

　聞き方のコツですが,実習指導者が比較的余裕のある時間帯を選ぶか,前もって相談して時間を取ってもらいましょう。この段階では,実習終了とまでは言われていないので,話し合いの余地はあるはずです。落ち着いて話し合える環境を整えてください。

　その際,「もう実習を続けさせてもらえないのですか」「実習生としてどのような態度を改めたらよいのでしょうか」などと,思い切って相談してください。実習指導者から何らかのヒントなり,回答が返ってくるはずです。そして,言われていることを自分の言葉に置き換えて「先生のおっしゃっていることは,○○ということですか」と丁寧に確認を取りましょう。

●それでもダメなら第三者に相談を●

　人として合わないということを言われた実習生であっても,臨床実習が中止になっていない以上は,まだ話し合える関係性は残っていると思います。こちら側から歩み寄ったり,今までの姿勢を変えてみたり,自分のなかで一線を引いてみたり,実習指導者の言うことを理解したりして,できる限り努力してみてください。もし,それでも関係性が変わらないようであれば,養成校の先生か,実習施設の信頼できる第三者に介入してもらうのが賢明です。

(河野達哉)

第6節 ハラスメントへの対応

5. パワー・ハラスメント③：合否人質編

> 「私の言うことを聞かなければ，臨床実習は中止ね」と言われてしまいました。どうすればいいですか？

ワンポイント・アドバイス！

実習は，実習指導者と患者さん，および学生のコラボレーションによる実践の場です。実習指導者に「中止ね」などと言わせないような取り組みと態度で臨みましょう。

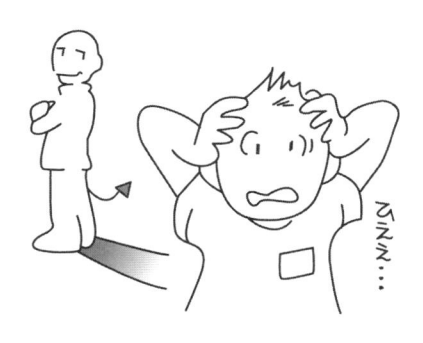

●ハラスメントと感じるタイプ●

　そもそもハラスメントは，受け取る側の気持ちひとつで発生するものです。したがって，同じことを言われたり，されたりしても，学生側の受け取りようで変化する代物でしょう。

　さて，実習指導者によるハラスメントを訴える学生を見てみますと，社会経験の不足と書けば聞こえがいいのですが，かみくだいていえば"ウブ"な学生が多いように，私は思います。

　コミュニケーションのありようは，世の中の常や，その業界の常識などが影響されてきます。それは，臨床実習中の指導や関係も同じで，実習地によっては厳しい指導が飛び交うことがあります。ウブな学生は，そのあたりの事情を推察することが苦手な反面，権利の主張は大層よくし，自分

第2章　臨床実習中　　207

自身に課せられた義務や役割の遂行に対しては甘く，厳しい指導を受け入れがたいこととしてとらえる傾向にあるようです。特に，自己評価が高く，一般の規範意識が強いタイプの学生は要注意です。

●直線的コミュニケーションは避ける●

そうした学生は，実習指導者からの指摘や，質問，意見に対して，直線的コミュニケーションによって対応している場合が多いように感じます。ここでいう直線的コミュニケーションとは，簡単にいえば，相手の質問，意見などにダイレクトに反映した返答をすることです。

たとえば，「元気？」と聞かれて「元気です」と答えた状況をイメージしてください。あなたは「元気？」と聞いた側（たとえば実習指導者）は，単に「元気です」という答えを期待していると思いますか。もし，そう思うようであれば，問いかけの背景にある意図を読み取る練習を，臨床実習に行く前から行っておく必要があります。

直線的コミュニケーションは，ときに「真意を理解していない」という印象を相手に与えてしまいます。そのため，発言の裏側にある意図を推察することが苦手な学生は，できる限りイエスかノーかをお答えして，ワンクッションを置いてから返答するようにしてみましょう。

●臨床現場は真剣勝負●

また，時に実習指導者は学生の「覚悟」を確認するために，真顔で「怖いこと」を言う場合もあります。この質問に出てくる実習指導者も，もしかしたらそうかもしれません。そういうタイプの実習指導者は，臨床現場ではまったなしの真剣勝負が繰り広げられているため，学生がイージーなミスを犯さないよう圧力をかける必要があると考えている可能性があります。言い方を変えれば，実習指導者は，学生に実習指導者の圧力に負けないぐらいの覚悟で実習に臨むことを求めているわけです。

●実習中止は実習指導者側にも不利●

ただし，臨床実習の中止は，実習指導者の指導力不足や，臨床実習地の教育システムの欠点が露呈させる，という側面もあります。なので，学生側に特に問題があるわけではないのに，この質問にあるようなことを言われたとしたら，学生は「私の実習が途中で中止になったら，病院・施設側，および実習指導者が自分たちの力量不足を認めたことになるかもしれない」と考えてみましょう。実習指導者にとっては，実習中止は「実績」が積めなくなるという「弱み」があるわけです。

●対処方法●

ハラスメントには，風土や地域性などによって生じ方の違いがあります。同じ出来事でも，関西の学生たちは冗談として受け流したり，実習指導者に対して「ノリツッコミ」することもあるでしょう。逆に，関東圏では，それがあまり聞かれません。不真面目ということではなく，実習生は処世術として「関西的発想」を頭の隅に置いておきましょう。

また，実習指導者の発言を学生がオウム返しすることも有効な場合があります。つまり，この場合であれば「先生のおっしゃることを聞かないと中止になるのですね」と切り返すのです。これは，実習指導者の発言の重さを実習指導者自身に突きつけることになりますので，発言の真意や変更を引き出しやすくなる可能性があります。

（徳永千尋）

第7節　実習成績評価の実際

1. 実習成績評価の視点

臨床実習では，実習生の何を評価されるのですか？

ワンポイント・アドバイス！
知識や技術も大切ですが，人間関係の形成，ローカルルールの順守，助言・指導に対しての順応性，を評価しています。

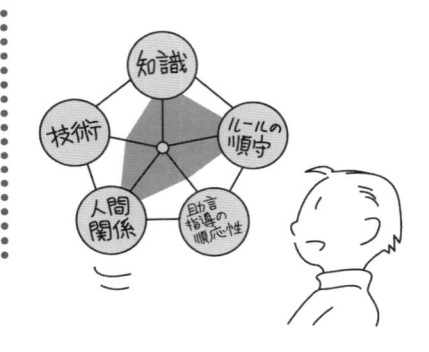

「何を評価されるのか」を理解せずに臨床実習に臨むことは，テストの出題範囲を知らずにテストを受けるようなものです。実習指導者から見られるポイントを理解することは，とても重要です。

● 助言・指導の理解力 ●

まず，実習生の到達目標ですが，昔は養成校卒業時に「現場で即戦力」になることでした。それは以前，日本理学療法士協会が発刊した『臨床実習教育の手引き（第4版）』で，「養成施設卒業時の到達目標のミニマムは基本的理学療法（複雑な障害像を呈しない一般的な疾患に対して，理学療法が実践されること）を独立して行えるレベル」とされていたことからもわかると思います。

ところが，最近の「第5版」では，「養成施設卒業時の到達目標のミニマムは，基本的理学療法をある程度の助言・指導のもとに行えるレベル」と

されています。作業療法学生でも，おそらく同レベルのことが期待されていると思います。したがって，実習生に求められることの一つは，実習指導者からの助言・指導を適切に理解して，学習していけるかどうか，ということになるだろうと考えます。実際，多くの養成校の実習評価表は，助言・指導されて遂行可能かどうか，理解が可能かどうか，という判断基準を採用していると思います。その点を踏まえて，実習生は臨床実習に臨んでいけばよいわけです。

●セラピストとしての適性●

また，臨床実習評価表の項目のなかで，特に重視される項目は，セラピストとしての適性であろうと思われます。ほとんどの養成校の評価表は，最初（あるいは最後）にその項目があると思います。

では，適性として，どのようなことが求められるのでしょうか。たとえば，先述の『臨床実習教育の手引き（第5版）』の教育目標では，「保健・医療・福祉の各分野の職場における理学療法士の役割と責任について理解し，その一員として自覚をもった行動がとれる」とあります。つまり，患者さんやスタッフと良い人間関係を形成し，社会のルールを順守し，実習先の一職員として自覚ある行動ができる，ということが実習生に求められているといえるのではないでしょうか。

良い人間関係の形成には，接遇が大切であり，欠かすことのできないものです。よく敬語など言葉遣いばかりが重要視される傾向にありますが，接遇において最も大切なことは，相手を不快にさせないことではないでしょうか。

●ローカルルールの遵守●

社会のルールを順守するということは，一般的な社会常識と，各職場内のローカルルールを順守できる，ということです。特に，ローカルルール

は，各職場でチームアプローチが機能しやすくするために設定されていることがほとんどなので，順守できなければ，セラピストとしての役割が発揮しにくくなります。まだ資格を取得していない実習生は，実習期間中は実習施設の指導者の監督下で行動しなくてはなりませんので，当然のことながら実習先のローカルルールを順守することが求めれます。

●実習前に改善を●

学校生活で，学校の校則を守れない，学生同士や教員との人間関係が形成できない，助言・指導が受け入れにくい，といった学生は，実習で相当苦労することが予測できます。実習中にすぐに改善できることではないので，心当たりのある読者や，すでに養成校教員からなんらかの指摘をされている読者は，できるだけ早い時期から改善できるよう努力しましょう。

(田中義行)

【文献】

堀秀昭：臨床実習における教育目標．臨床実習教育の手引き（第5版）．日本理学療法士協会，2007．

第7節　実習成績評価の実際

2. 休みと合否

> 養成校の先生から，「一日でも休んだら実習中止だ」と言われましたが，実際にはどれぐらい休んでもいいのでしょうか？

ワンポイント・アドバイス！

それぞれの養成校で規則があると思いますので，そちらを確認しましょう。
「臨床実習　休みを心配するよりも　休めといわれるくらい　勉強に励め」

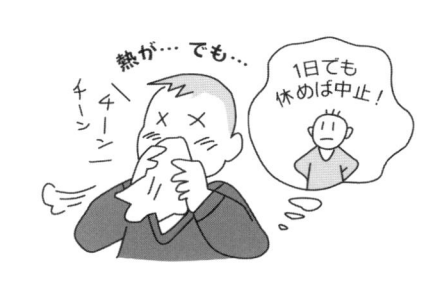

● **養成校の規則を確認** ●

　さて困りましたね。臨床実習中の欠席（休み）に関する取り扱いは，各養成校の規則があると思いますので，まずは学則を参考にされるとよいのではないでしょうか。

　「一日でも休んだら実習中止だ」と先生が言った状況はわかりませんが，その言葉には，少なくとも二つの意味があると考えられます。一つは先生が言った言葉どおりで，「一日でも休んだら実習は中止となる」ということです。もう一つは，発言の背景にある「頑張れよ！」という先生の励ましの気持ちを意味しているということです。「毎日の実習を大切に過ごし，しっかりと勉強してこい」という意味を込めて，「一日でも休んだら～」と言ったのかもしれませんね。

●休むことのデメリット●

　実習を休むとどのような問題が起こるのでしょう。実習を休むことの問題は，休みによって実習が進まない状況になるということであり，それはあなたが学習するチャンスを失うということです。また，何よりもあなたが担当している患者さんに対して，治療介入するという責任を果たすことができなくなるという大きな問題が生じます。これらのことから，休まずに通うということは大切なことだと理解できるはずです。

　たいていの場合，学生はずる休みをしようと考えているとは思いません。でも仮に，このいただいた質問が，「なぁんだ。◯日間まで休むことができるなら，特に休む理由はないが，権利として私は休む」ということを意図して回答を求めているのであれば，それは職業人としての適正に問題あり，と私は判断します。

●欠勤は患者さんへの責任放棄●

　臨床実習では，あなたが担当する患者さんに対し，作業療法（理学療法）介入をする責任が，あなた自身に発生します。もしあなたが患者さんの立場だったら，セラピーをすっぽかされたら「しょうがない」では済まないですよね。学生であるならば一生懸命に学習する態度を，「休まず実習に通う」というかたちで示してください。

●休まざるをえないときは●

　とはいっても，親戚に不幸があったとか，熱を出してしまった，あるいは就職試験があってなど，休まざるをえない状況があるということも予想できます。たとえば，親戚に不幸があった場合は「忌引き」の規則が適応になるはずですし，就職試験がある場合などはどのように対応するかは養成校側が考えているはずです。体調不良については，実習施設に行くこと

ができないような状態では，当然休みとなるでしょう．また，場合によっては，その病気が完治するまで施設へ来ることが許されないような場合もあります．

　実習を休まなければならない状況が生じた場合は，実習指導者や養成校の先生に，「今日は○○のために，申し訳ないのですがお休みをいただいてよいでしょうか」と確実に連絡をとり，相談するのがよいでしょう．

　何日休めるかを気にするよりも，毎日の実習に全力で取り組み，しっかりと勉強しようという意気込みが大事ですね．

（鈴木憲雄）

第7節　実習成績評価の実際

3．実習中止①：リターンズ編

> 臨床実習の半ばで実習中止になりました。どういうケースであれば，臨床実習をやり直すことができるのですか？

ワンポイント・アドバイス！
実習中止の理由によってやり直しできるかどうかが変わります。

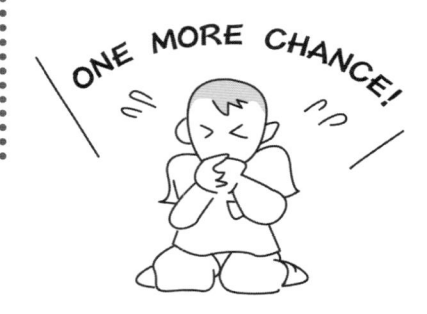

ONE MORE CHANCE!

　これは困りましたね。理由の如何にかかわらず終了できないとなれば，あなたのようにやり直すことを考えると思います。この問題に対する解答は養成校によって違いがあると思われますので，以下の内容を参考に適宜判断してください。

●**取り返しのつかない失敗の場合**●

　実習中止になる具体的状況を推察しますと，倫理的・法的な罪を犯した，患者さんに多大なる被害を与えた，実習先の病院・施設に甚大なる被害をもたらした，あるいは実習指導者を含めた職員の皆さんに大迷惑をかけた，養成校の教員に取り返しのつかないウソをついた，などが考えられると思います。

　もし，以上のような問題によって実習中止になったならば，罪を償う以

外に方法はありませんし，たとえ償ったとしても実習が再開されることはまずないでしょう。おそらく養成校においても，学生は校則に則って処分を受けることになるでしょう。

●同一施設での継続実習●

上記に挙げた例より軽微なミスと考えられるならば，もしかしたら同一施設で実習をやり直せるかもしれません。同一施設で実習を継続したいならば，まず学生は先生方に実習再開を懇願するしかありません。もちろん，懇願すれば実習をやり直せるという保障は，まったくありません。

というのも，実習が中止になった後に同一施設で実習を継続するには，クリアすべき条件があるためです。その条件として，実習中止という結果を覆しうる正当な理由があること，やり直しをする時間的ゆとりがあること，実習先が許可してくれること，が最低限考えられると思います。

運よく同一施設で実習をやり直せる場合は，学生は，実習指導者や教員などから信頼してもらいにくい状態になっていることを覚悟しておく必要があります。失った信頼を取り戻すには，「同じ問題を繰り返さないこと」がとても重要になってくると肝に銘じておいてください。

●別施設での実習継続●

もしも，同一施設で実習を再開できなければ，別施設で実習の残り期間をやり遂げる方法と，別施設で最初から実習をやり直す方法が考えられます。いずれの場合でも，新たに担当してくださる実習指導者は，あなたの悪行の数々をすでにご存じのことが多いです。つまり，実習指導者は，問題学生と向き合うことを承知のうえで実習を受け入れているわけです。したがって，別施設で実習を継続することになった学生は，同一施設での実習継続と同じく，あるいはそれ以上の覚悟を決めたうえで臨床実習に臨む必要があります。また，言うまでもありませんが，学生は各施設や実習指

導者，教員との間で取り交わされたルールを守り，かつ社会人としてのモラルやマナーを"きちんと"実行していかなければなりません。

　そして，忘れてはならないのは，教員に対する感謝の気持ちです。おそらく別施設の実習を確保した教員は，あなたのために相当な時間と労力を費やしています。そうした努力に感謝するために，せめて学生は教員に「将来，毎年実習生の面倒をみます！」くらいの気持ちでお礼を言いましょう（もちろん，お礼と称してお金を渡すようなことはしては絶対にダメですよ。学生だけでなく，教員のクビも飛びますから）。当然，この場合も学生は「同じ失敗を繰り返さないこと！」「約束を守ること！」をモットーに，周囲の恩を裏切らないよう別施設の実習に臨む必要があります。

●養成校での対処●

　実習継続以外の方法もあります。これは主に養成校で行われる対処方法です。基本的に，学生の実習先での素行については，実習用の評価表を使って評価します。この評価表の内容を，担任の先生に確認してみてください。もし，実習地の評価結果に100％従って学生の合否を判断するものであれば，学生はこれに従うしかありません。もちろん，実習継続は無理でしょう。

　一方，いくつかの養成校では，実習先での評価のみで合否はつけず，養成校による評価を加えてから合否判定を出しているようです。そうなれば，実習先の評価結果にプラスアルファの点数が生じてくることになります。その場合，学生側から都合よく考えると，養成校の裁量にすがりつくことになるでしょうね。常識的な範囲内で担任に懇願するか，学科長など責任ある立場の先生にお願いしてみるとよいでしょう。もちろん，ダメでもともとの精神でね。

（德永千尋）

第7節　実習成績評価の実際

4. 実習中止②：自己決定編

> 臨床実習が辛すぎて，継続していく意志がなくなりました。自分の意志で臨床実習を中止できますか？

ワンポイント・アドバイス！

もちろん，中止できます。しかし，まず実習指導者，養成校教員に相談してください。そして，最後に担当させていただいた患者さんに挨拶してください。

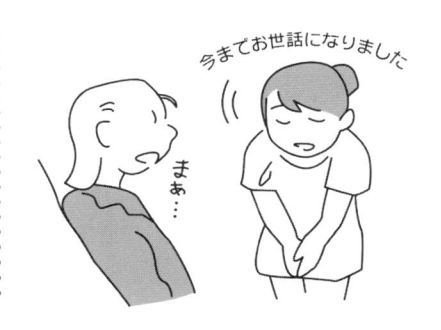

　こういった質問というか，学生からの最後の叫びというか……。おそらく，臨床実習前の大きな希望とわずかな不安をもったポジティブな学生が読めば，「ありえない！」と思われるかもしれません。しかし，私は実際に何度か，学生から上記のように言われたことがあります。教育に携わる者として「辛いなぁ」と感じる瞬間ですが，学生本人はもっと辛いわけですから，真摯に対応していかざるをえません。

●中止は可能●

　結論からいいますと，もちろん臨床実習を中止することは可能です。学生といえども，みな20歳を越えた大人ですから，学生の意志を尊重したいと思っています。ただし，臨床実習は学外で行われるため，ある一定の手続きをしなければなりません。したがって，たいていは「実習を中止し

たい」と意思表示したからといって，即明日から実習に行かなくていい，ということにはならないと思います。臨床実習で学生は，専門的知識や臨床技術を学ぶだけでなく，社会のルールやマナーを学ぶことも期待されているためです（こういうことを，今まさに実習中止を願い出ようとしている学生に言っても無駄かもしれませんが，本書を読んでいるあなたは，臨床実習に行く前だと思いますのであえて書いています）。

●中止の手順①：気持ちの整理●

では，その手続きについて具体的に説明したいと思います。

まず，あなたの「気持ちの整理」が必要です。本当に臨床実習を中止していいのか。たしかに臨床実習は辛いこともあると思います。しかし，必修科目である臨床実習を中止するということは，臨床実習に課せられている単位が取れないということを意味しています。つまり，今年度は卒業ができないということです（最終学年を複数経験した学生であれば，そのまま退学になることもあるかもしれません）。そうしたことまで考えたうえでの決断なのかを，もう一度落ち着いて考えてみてください。その際には，できるだけ一人で考えず，両親や親友に相談するといいと思います。

●中止の手順②：養成校に相談●

次に，養成校の教員に連絡してください。そして，可能な限り具体的に臨床実習を中止したい理由を話し，相談してください。養成校の教員は，幸か不幸かこういった場面に何度も遭遇していると思いますので，あなたの話を真剣に聞いて，中止することがあなたにとって最良かどうかを判断し，助言してくれるでしょう。もしかしたら，あなたが臨床実習を継続できるよう，実習環境を調整してくれるかもしれません。

●実習指導者・患者さんに挨拶●

その後，養成校の教員が実習指導者に連絡，相談することになると思います。それでも，実習を中止したい気持ちが変わらない場合は，最後に必ずお世話になった実習指導者や患者さんに挨拶してください。いろいろと辛いかもしれませんが，是非お願いします。こういった手続きをきちんと踏んでいくことが，学生自身が後々後悔しないための「上手な（？）臨床実習中止法」だと思われます。

●思い詰める前に相談を●

ごく稀にですが，こういった手続きに沿って実習中止を進めることで，あなたの辛さの原因が解消されることもあり，臨床実習を中止せずに続けられることもあります。そうなれば，とてもラッキーではありませんか。そうした幸運と巡り合うためにも，養成校の教員には，「臨床実習を中止したい」と感じるくらい辛くなる前に連絡を取って，相談することも必要だと思います。養成校の教員を信じてみてください。ただし，最後に決断するのはあなたですよ。

〈村上仁之〉

第7節　実習成績評価の実際

5. 実習中止③：実習費編

臨床実習中止になりましたが，実習費などは返還されますか？

ワンポイント・アドバイス！

各養成校によって異なると思いますが，多くの場合，返還されないでしょう。すべての学生にこういった可能性はありますので，実習前に確認しておいてください。

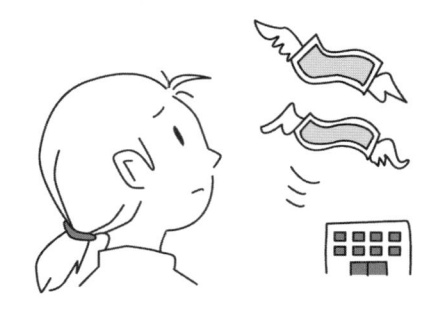

　この問題は，各養成校によって対処方法が異なると思われます。したがって，あなたの通っている養成校と話し合ったほうがよいというのが，私の本音です。しかし，これでは何も解決されませんので，なんとか答えたいと思います。

●一般的に実習費は返還されない●

　一般的に，養成校は毎年多くの臨床実習地と年度初めに一年間の契約を行って，臨床実習を教育プログラムとして用意しています。つまり，臨床実習前に，実習地と養成校の間で諸々の契約を済ませているのです。そして，学生を受け入れるために，実習施設は数カ月前から臨床実習教育の準備を始めています。したがって，臨床実習に行く前から実習指導者たちは，臨床実習のための仕事を行っていることになるのです。そうした背景もあって，多くの場合，臨床実習が開始された後で，実習費が返還される

ことは，まずないと思います。

●実習が中止になるワケ●

　しかも，やや厳しい言い方ですが，臨床実習の中止はたいていの場合，学生を含む養成校側の落ち度が理由になっていることが多いと思います。少なくとも私が経験した臨床実習の中止の原因は，「学習者としての基本的態度に欠ける学生だった」とか，「臨床教育が十分行える程度まで学内教育が身についていなかった」などでした。そうした場合，途中で実習中止になっても，やはり通常の期間行ったときに支払う実習費と同じ額を支払っている養成校が多いと思います。

●授業料返還のケース●

　さらに理解を深めるために，養成校の「授業料」をテーマに考察してみましょう。学生は養成校に，半期もしくは年間の授業料を納めていると思います。しかし，養成校には通っている学生が退学するときに，授業に参加しなかった日数分を払い戻したという話は，聞いたことありませんよね。また，中途退学をした学生に，日割りで授業料を返還したというのも聞いたことはないでしょう。

　もちろん，一度も学校に通っていなければ，授業料の一部を返還したという判例（最高裁判所平成18年11月27日判決，事件番号：平成17（受）1158）はあります。とはいえ，それはあくまでも「学校に一度も通っていない」ことが前提です。その場合でも，学生に過失がある場合や，中断の場合は返還していないのが現状です。

●実習費返還のケース●

　しかし，例外的に，複数回の臨床実習を行う予定で，かつ実習期間ごとに予算を決めている養成校の場合は，一日も臨床実習を行っていない回が

あれば，その分の実習費はわずかに返還されることがあるかもしれません。また，もし臨床実習地までの交通費や宿泊費などが含まれている実習費であれば，その交通費や宿泊費分は，キャンセル料を差し引いた金額が返却される可能性があるかもしれません。

● **一度は確認しておこう** ●

今から臨床実習に行く学生にとっては，あまりこういったことは考えたくないと思いますが，医療者になるためには，すべての学生が臨床実習を行わなければなりません。つまり，すべての学生に，途中で臨床実習が中止になる可能性があるということです。したがって，他人事とは思わずに，臨床実習前に「実習費の返還」について確認することが，最良の方法だと考えられます。また，この問題は非常に繊細なものであり，養成校の形態（国公立と私立，大学と専門学校）や，中止になった事情によって対応は異なると思います。ですから，はじめにも言いましたが，あなたが通っている養成校と，実習前に話し合うことが大切です。

（村上仁之）

コラム3

ルソー：幸せになるために

　ルソーは18世紀の大思想家で，文学者としても多くの名作を残しました。この人は本当に変わった人で，多くの人を愛し，仲間たちからも愛されましたが，また同時に，激しい被害妄想に襲われ，仲間たちを自ら捨て去ったりもしました。

　あるいは有名な話では，『エミール』という教育の名著を残しながらも，わが子5人とも，すべて孤児院に捨ててしまったり，またちょっとした露出傾向があったりもしました。まぎれもない天才でしたが，周りにとってはかなり厄介な性格の持ち主でもあったようです。

　しかしだからこそ，後世に絶大な影響を与えることができた，と言うこともできるでしょう。人間的振れ幅が広すぎて，またその密度が濃すぎたために，かえって人間のことを本当によく洞察できた人だというのが，私のルソー観です。

　さて，ルソーの生涯をかけたテーマは，ひとことで言うと，どうすれば人間は幸福に生きられるか，というものです。そのために，社会はどうあればよいか，教育はどうあればよいか，と，ルソーは考えました。彼の思想は，今日においてもなお，私たちをうならせるほどに考え抜かれたものです。

　どうすれば人間は幸福に生きられるか。ルソーの提示した答えをみる前に，私たちは彼の生きた時代について，少し知っておく必要があります。

　時はフランス絶対王政の時代。この時代は，わずか数パーセントの貴族と僧侶による，大多数の人民の支配構造ができあがっていました。ほとんどの人はとにかく労働をして生産し，そしてそのほとんどを貴族や僧侶たちへと納めていました。貴族や僧侶たちは，ただそれを消費し享受するだけです。いわば彼らは，遊んで暮らすことができたのです。今の私たちからすればなかなか想像もできないような社会ですが，しかしこのような社会ができあがったのには理由があります。

　ルソーの前の世紀に，ホッブズというイギリスの哲学者がいます。彼の時代は，ヨーロッパ中が内乱に明け暮れていました。彼はこれを，「万人の万人に対する戦い」と言いました。そしてこのような戦いが起こるのにはわけがある，と言います。人間は，そもそも生きるためには他人の命を奪ってでも生きようとするからだ。だから人間というのは，ほうっておいたら必ず「万人の万人に対する戦い」を起こしてしまうのだ。

　この戦争を終わらせる方法が一つだけある，というのがホッブズの考えでした。つまり，皆の合意によってある絶対的な権力をつくり，その権力者に社会を統治してもらうこと。戦争をなくすに

225

は，これしかない。実際，たとえばイギリスではバラ戦争，フランスではユグノー戦争といった，大きな内乱が続いていました。絶対王政は，こうした内乱に終止符を打つため，まさに平和と秩序を求める声に応えて現れたのでした。

さて，ところが先に言ったように，いったん統一権力が登場すると，戦争状態は軽減されましたが，今度は，少数の貴族と僧侶による大多数の人民の支配，圧制という，新たな問題が生まれたのです。ルソーが立ち向かったのは，まず何をおいてもこの問題でした。

ルソーは言います。このように，大多数の人たちが自由を奪われる社会というのは，まったく「自然」的でない。私たちはそもそも自由で幸福な生き方を望む本性（ネイチャー）をもっているのに，今の社会でそれがほとんど適わないというのは，まったくそうした自然（ネイチャー）に反したことだ。

よく，ルソーの掲げた標語として「自然に帰れ」という言葉が言われますが，実はルソーの著書のどこにもこの言葉はありません。自然に帰れ，というと，まるで原始自然に帰って自給自足の生活をせよ，と言っているように聞こえますが，それはルソーの思想ではありません。彼が考えたのは，人間の本性（自然）を十分に活かした社会をつくろうということ，つまり，自由や幸福を願う，そのような人間の本性（自然）を，どうすれば最も十全にかなえることができるか，ということだったのです。

ルソーはまず，その社会的条件を提示します。どのような社会をつくれば，私たちは自由や幸福を感じることができるでしょうか。ルソーの答えは簡明です。それは何よりも，自分たち自身で社会をつくれるということだ。

ルソーの時代，大多数の人民は，ただただ権力の命令に従うだけでした。しかしルソーは言います。権力は，別に神様が与えたものでもないし，一番強い者だけが持てるものでもない。権力とは，人民が自らの手で作り上げるものなのだ，と。これこそ，現代の私たちが暮らす民主主義社会の基本となった考えです。

この思想が引き金となって，やがてフランス革命が勃発，絶対王政は解体し，現代の私たちは，とりあえずのところ，人民主権の社会生活を送ることができるようになりました。政治的自由は，ある程度保障されるようになったのです。これは200年前の人たちからすれば，ほとんど考えられもしないことです。

さて，しかし私たちは，これで本当に自由で幸福になったでしょうか。

私たちは確かに，政治的には「自由」になりました。昔のように，農民の子は農民に，靴屋の子は靴屋に，と，決められているわけではありません。私たちは今，ある程度自由に，自分の人生を選び設計することができるのです。

しかしだからこそ，現代の私たちには新しい苦悩が訪れるようになりました。現代社会で生活していると，欲望だけが大きく膨らんでいきます。有名になりたいとか，金持ちになりたいとか，高級車

が欲しいとか。スポーツや芸能の世界で活躍している人たちを見て、自分も才能だけで生きていけるようになりたい、と思うこともあるでしょう。「自由」だからこそ欲望が膨らむのです。昔は、ほとんどの人がそのような欲望を抱くことすらできませんでした。

　しかしたいていの場合、大きな欲望はなかなかかないません。だから苦しく思うのです。不自由だとか、不幸だとか、思うわけです。よく言われるように、私たちは今、「自由」のゆえに苦しんでいるのです。何でも自分で決められるということ、それはつまり、何でも自分で決めなければならないということです。それは時として、とても苦しいことです。

　さて、先ほど、ルソーは人間が幸福になるための社会的な条件、そして教育的な条件を明らかにしたと言いました。社会的な条件についてはもう述べました。では教育的な条件とは、一体何でしょう。実はここでルソーが言っていることこそ、現代の私たちにも多くを教えてくれる洞察なのです。

　先述したように、ルソーは『エミール』という本の中で、彼の教育論をかなり綿密に描いています。この本の中には、自由で幸福に生きられるためにはどうすればいいかという洞察がたくさんありますが、ここでは特に次のことをお伝えしておきましょう。

　ルソーは言います。人間の不幸の原因は、欲望と能力のギャップにあるのだ、と。過度な欲望を抱いても、それをかなえる能力がないから、私たちは不自由を感じるのだ、と。「自分でできることだけをできる人間だけが、自由なのだ」、そうルソーは言います。そこで、教育は何よりも、この欲望と能力のギャップを埋めるための役割を担うことになるのです。そこで必要なことは、まずは無限の欲望を抑える能力です。そしてそのうえで、足りない能力を補うことです。

　ルソーの言い方は、どちらかと言えば、能力を磨けというよりは、欲望を抑制せよという消極的なものです。ここには、限りない欲望を抱いてしまう、ルソー自身への戒めがあったかもしれません。人から愛されることを激しく望むばっかりに、それがかなえられない苦しみを感じ続けた、そんなルソー自身に対する……。

　しかし私たちとしては、こうしたルソーの洞察を受けて、臨床実習を次のようなものと考えられるようになるはずです。つまり、作業療法士・理学療法士になりたいという皆さんの欲望が一方にあり、しかしまだその十分な能力を獲得していないという現状が、（おそらく）他方にある。臨床実習は、このギャップを埋めるための、とても貴重な体験として考えることができるわけです。そうして「できる」ことを広げることで、皆さんはさらに、自分たちの「自由」を獲得していくことができるはずです。

　欲望と能力のギャップを埋める経験として、臨床実習を大いに活用してみてください。

（苫野一徳）

コラム4

ヘーゲル：大人になるということ

　ヘーゲルは，19世紀初頭に活躍した哲学史上の超ビッグネームで，17世紀のデカルトに始まる近代哲学を，完成させた人として知られています。

　彼の哲学は超難解で，近ごろはあまり読まれなくなってしまったところもありますが，しかし彼の人間洞察は，哲学史上最も卓越したものと言ってもいいものです。

　コラム1でも，ヘーゲル哲学の核心について少し述べました。人間は，皆どうしたって「自由」をめがけてしまうのだ，という考えです。この考えがどれほど説得的であるかも，そこで少しくわしく論証しました。今回は，ではこうして「自由」を求める人間が，いったいどんなふうに自分を成長させていくのかについて，お話ししようと思います。

　私たちは，いろんな過程を経て成長していきます。わがままに生きることを「自由」だと思ったり，でもそれがうまくいかなくてちょっと人のことを思いやってみたり。そうやって，少しずつ自分を変えていくわけです。

　ヘーゲルは，そんな人間の成長を，克明に描き出しました。そして，どんな「大人」になれば，現代社会で十分幸せに暮らせるのか，考え抜きました。これからの臨床実習のみならず，作業療法士・理学療法士になってからの人生においても，役に立つ考え方がここにはあるはずです。

　さて，ヘーゲルは言います。人間とはまずは「自己意識」である。いつも自分のことを考えていて，何とかして自分は自分であるという感じを得たいと思っている。要するに，わがままに生きられることが，「自己意識」人間にとっての「自由」なのです。ヘーゲルは，この「自己意識の自由」には，大きく三つの類型があると言っています。皆さんも，青臭いころを振り返って，身につまされる思いをするかもしれません。

　一つめの類型を，ヘーゲルは「ストア主義」と呼んでいます。「あいつはストイックな奴だ」というときの「ストア」ですね。この「ストア主義」は，「人に認められようが認められまいが，俺は俺なのだ」と，自分の中で心の平安を保とうとします。たとえば，実習指導者に「生意気だ」とか，「わがままだ」とか言われたりしても，「自分は自分，人は人」と，いつでも心の中で思っているような人のことです。

　二つめの類型は，「スケプシス主義」と言われます。懐疑主義のことです。これは，たとえば実習中叱られたときに，「どうせあの実習指導者は人に嫌われている」とか，「彼（実習指導者）だって本当は俺より頭が悪いに違いない」とかい

う具合に，自分の中で，相手を否定したり疑ったりすることで，自分の優位を保とうとする態度です。

三つめの類型は，「不幸の意識」と呼ばれます。これは，自分が絶対的優位に立つために，何か「絶対的なもの」と自分を一体化させようとする態度です。たとえば神を信じて，神は自分を絶対認めてくれる，と思ったり，あるいはカリスマ作業療法士・理学療法士に帰依して，その世界のロだけで生きていこうとしたりする態度です。しかしこれは，そうは言っても自分はどうせ一人の現実的な人間なんだ，という意識を常にはらんでいるから，「不幸の意識」と呼ばれるのです。

さて，ヘーゲルは，以上三つの類型に典型的に現れる「自己意識の自由」は，成長にしたがってそうそう長続きするものではないと言います。ストア主義のようにいつでも自己完結していられることはできないし，スケプシス主義のようにいつでも相手を否定したり疑ったりし続けることは疲れるし，それに人からも嫌われる。不幸の意識も，やはりたいていは不幸であってしまうことも，先に言いました。要するに，自分の中だけで自己価値を守ろうとしてきた「自己意識」は，やがてこう気づかざるを得なくなるのです。自己価値は，人との関係の中でしか抱くことができないものなのだ，と。

こうして，関係性へと開かれた「自己意識」は，今やヘーゲルによって「理性」と呼ばれるようになります。しかし，自己完結から他者関係へと開かれたからといって，即座に立派な「大人」になっているわけでもありません。「理性」はここから，まだ成長の過程を続けるのです。

ヘーゲルは，「理性」にも三つの類型を挙げています。最初は「快楽」という類型です。

これは，他者関係が自分にとって気持ちよければそれでいい，という態度です。具体的には，恋とエロスを求めることです。思い当たる人もいるかもしれませんね。「恋とエロスこそが，生きる意味だ！」と，この「理性」は言ってのけるのです。

しかしこれは，そうたやすく実現されるものではありません。恋がかなわなかったり，世間の目があったり，あるいは子どもができて現実に追われたり。「快楽」だけを，人間はなかなか追求することができないのです。

次の類型は，「心胸の法則」と呼ばれます。これは，自分にとって「よいこと」が，他者にとってもそのまま「よいこと」であるはずだ，と，素朴に信じる態度です。たとえば，「患者さんたち全員が絶対に回復することこそがよいことだ」と，この「理性」は考えます。

しかしこれも，結局は現実の前にくずおれます。みんながみんな，同じことを「よい」とは思えないのです。絶対の回復が不可能な場合は，回復よりも，障害を抱えたままでもよりよい生活を送れる

ようになることを目指すべきだ，と思う人もいるでしょう。ではこの「よりよい」とはいったい何か，と，「理性」はまた考えます。そして「心胸の法則」は，これをめぐってもまた，自分にとっての「よりよい」を万人に当てはめようとしてしまうのです。

そこで「徳の騎士」と呼ばれる最後の類型，つまり，みんながみんな同じことを「よい」と思えないのは，結局のところ皆がエゴイズムをもっているからだ，これを撤廃せよ，と，他者と社会を改革するために運動する人たちが現れます。「徳の騎士」は，たとえば，「障害者を差別しない社会」こそが正義なのだ，と，皆をこの理想のもとに統一するべく運動します。

しかしこれも，やはり「世間」の前にくずおれることになります。一人ひとりはそれぞれの「よい」をもっているから，これを統一することなど結局はできないのです。

こうして，「理性」のそれぞれ 3 類型もまた，それぞれが求めた「自由」の実現を断念せざるを得なくなります。

どうでしょうか。皆さんにも，(ここまで極端ではないにしても) こういう経験，ありませんか？

さて，ヘーゲルは，このようにさまざまなかたちで「自由」を求める人間の遍歴を描き切ったあと，最後に，その最終形態ともいうべき態度を提示します。それが，「良心」と呼ばれます。

私たちは，自分の中だけで自分の「自由」を確保することもできないし，自分の「理想」や「信条」をそのまま他者に認めさせることで，「自由」を確保することもできないのです。では残された可能性は何でしょう。

自分を他者へと絶えず開くこと。これが，「自由」を最も可能にすることのできる態度だ。そうヘーゲルは言っています。「自分の考えこそが正しいんだ」と強弁しても，人はいつでも認めてくれるわけではありません。そうではなくて，「自分はこれがよいと思うけれど，あなたはどうだろう」と，いつでも相手へと開かれていること。もしそこにお互いの了解が得られたら，私たちはいくらかそこに，「自由」を感じられるはずです。それが「良心」の態度です。

自分に固執せず，いつでも人へと開かれていること。臨床実習でも，その後の人生でも，この態度はきっと，私たちを最も「自由」にしてくれる知恵であるはずです。他者関係で何か問題が起こったとき，ほんのちょっと，頭の片隅に思い出してみてください。

(苫野一徳)

第3章　臨床実習後

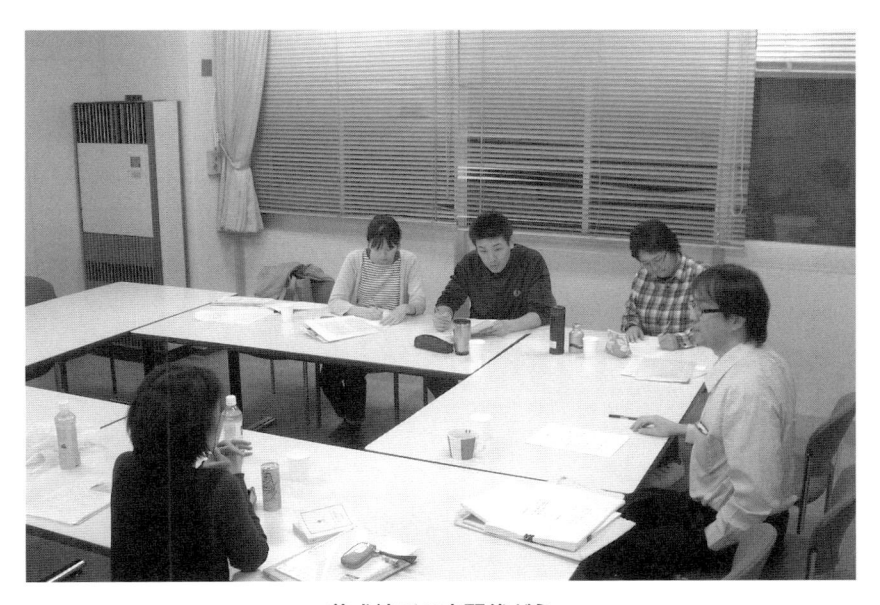

養成校での実習後ゼミ

第1節　臨床実習後に臨床実習地と関わるコツ

1．病院行事への参加

> 臨床実習後に病院行事に誘われた場合は，参加したほうがいいですか？

ワンポイント・アドバイス！
実習地とあなたの関係が判断材料になります。

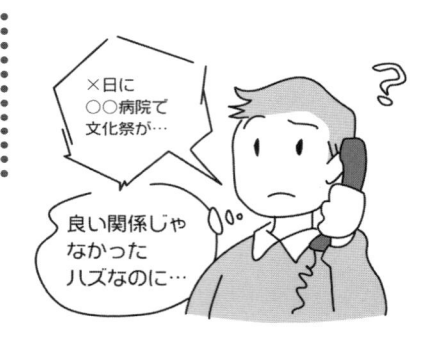

●好印象の証し●

　実習終了後も病院行事に誘われたということは，病院側からすると少なくともあなたは，良い実習ができた，実習指導者と良い関係がとれていたと思われていると判断してかまわないと思います。一般的にいって，病院側に何かわだかまりが残っていたり，関係性が深まらなかったという印象が残っていたとしたら，このような誘いを受けることはないと思われるためです。

●言葉の表裏を読む●

　しかし，学生のなかには，「臨床実習中，それほど良好な関係じゃなかったのに，どうして終了後まで病院行事への参加を誘うんだ！」といぶかしく思う人もいるでしょう。実はこれには理由があります。実習指導者

表3-1 実習指導者と学生の関係パターン

	学生　＋	学生　－
実習指導者　＋	＋　＋	＋　－
実習指導者　－	－　＋	－　－

※記号の意味は次のとおり。
　＋：関係性に対して正の感情を抱いていた。
　－：関係性に対して負の感情を抱いていた。

と学生の関係性は四つのパターンに分類することができ，いずれのパターンで臨床実習を終了するかによって，双方に生じる感情は複雑に規定される側面があるためです（表3-1）。

　以下では，表3-1で示したすべてのパターンで，臨床実習終了後に病院行事への参加の誘いがあったと想定して，考えていきます。

● **双方円満パターン：「＋＋」** ●

　表の「＋＋」は，双方が関係性をうまくとれていたと思っているパターンです。この場合，学生は，実習指導者からの誘いに快く応じられると思います。もし，スケジュールの都合上，どうしても参加できない場合でも，その場ですぐに返答すれば何の問題もなく断れるでしょう。

● **不一致パターン：「＋－」or「－＋」** ●

　次に，どちらかが＋でどちらかが－の場合（「＋－」あるいは「－＋」）について考察します。端的にいえばこのパターンの関係性の場合，実習指導者は社交辞令として学生を病院行事に誘っていると考えられます。しかし一方で，学生は返事に迷うところだと思われます。というのも，実習指導者が学生に対してどのような印象をもっているか，そのことを学生が正確に推し量ることは難しいと思われますし，あらためて確かめることもできないためです。

とすると，学生であるあなたが感じている印象が頼りです．学生と実習指導者の利害関係は，臨床実習が終了してしまえば何もないはずですから，義理人情で判断する必要はありません．断ることも選択肢です．
　断り方は，決して失礼のないように気をつけましょう．特に学生側がマイナス感情をもっている場合は，それが態度に出ないように，あえて誘ってくださったことに感謝を示しつつ，丁重に断るようにしましょう．ただ，もし快諾できるのであれば後学のために行くようにしましょうね．

●双方不満パターン：「－－」●

　最後に「－－」の関係性の場合です．少しポジティブにいえば，実習指導者は，学生と指導者関係をうまく構築できなかったけれども，あなた個人のことは嫌いではない，と考えている可能性があります．また，ただ単に，病院行事の人手が足りないため，実習指導者関係を利用して学生をボランティアに誘おうと思っているのかもしれません．
　ちょっとネガティブにとらえれば，臨床実習終了後も学生をいじめてやろう……と考えているのかもしれません（そんなに暇な実習指導者はまずいないと思いますが）．いずれの解釈でも，学生としては「もう二度とあの施設に行きたくない」と思うほど傷ついていたり，心身ともに疲弊している場合もあるかもしれません．
　双方がうまくいかなかった悪い印象というものは，いつまでも残りやすいものです．ですから，このパターンの場合は，無理に参加すると答える必要はなく，言葉を濁して「機会ありましたら，またよろしくお願いします」と当たり障りなく断るほうが賢明ではないでしょうか．

〔河野達哉〕

第1節　臨床実習後に臨床実習地と関わるコツ

2．懇親会への参加

> 臨床実習終了後も，実習指導者から食事会や飲み会の連絡がある場合，参加したほうがいいですか？

ワンポイント・アドバイス！

ハラスメントを受けたわけでなければ，できるだけ参加しましょう。「呑みニュケーション　借金してでも参加しろ　そこで得られるものは大きい」

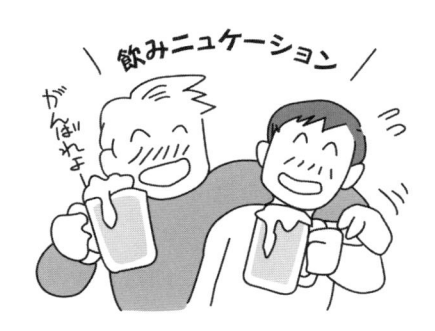

　実習が終わったのに食事会や呑み会のお誘いの連絡があるなんて，よほどあなたは印象深い学生さんだったということですね。素晴らしいことです。したがって，当然のことながら，私は「参加したほうがよい」と答えます。でも「参加したほうがいいですか」とあらためて聞いてくるということは，あまり積極的に参加したくない，という事情があるということなのでしょう。ちょっと考えてみましょうか。

●情報収集のチャンス●

　私は学生たちに，「呑みニュケーションは大事だ」と機会があるたびに言っています。こういった食事会や呑み会は，正式な実習場面では聞くことのできない話をたくさん聞くことができるチャンスです。しかも，あなたがもっている悩みを相談できるチャンスでもあるため，事情が許す範囲

でできるだけ参加したほうがお得だからです。

　たとえば，就職活動や勉強の仕方のような話題は，養成校の教員に聞けばもちろんアドバイスはもらえるでしょう。しかし，セラピストからのアドバイスは，また違った角度から貴重な意味をもっているかもしれません。あるいは，養成校教員が知らない耳寄りな情報があるかもしれません。そうではなくても，誘ってくれた先生方と交流するということは，将来仕事をするうえでチカラになってくれるかもしれませんし，自分の人脈が広がるという意味でも，やはり貴重なチャンスだと考えることができます。

●誘いに悩む理由は●

　さて，参加を悩んでいるようであれば，それは何らかの事情があるということですよね。その理由を推測するのはなかなか困難であり，この場合は，あなたの状況に合わせて判断するしかありません。

　たとえば，しつこく何度も誘われて困っているとか，参加することを強要されているといったように，ハラスメントに関係するような状況がある場合は，あなたの養成校の教員に相談する必要があります。そうではなく，時間が合わないとかお金がないなどの都合によって，どうしようか悩んでいるのであれば，事情を考慮して判断するしかないですね。あるいは，なんとなくそういう場に参加するのが面倒だ，という人もいるかもしれませんね。そんなときは，前述のメリットと，面倒だという気分を「天秤」にかけて判断すればよいと思います。

●上手な断り方●

　誘いを断る場合，学生という立場ですから，先生からのお誘いを断るのは失礼だ，と思っているくらいがちょうどよいと思います。ですからお断りする場合は，失礼のないように伝える配慮が必要ですね。「私はお食事

会には興味がないので参加しません」という言い方で断ってしまっては，その後の関係の修復は難しいでしょう。「せっかくお誘いいただいたので何とか調整をつけようとしたのですが，どうしてもその日は都合が悪く，残念ですが欠席させてください」といったように，ちょっとだけ事情を説明してお断りするとよいでしょう。

〔鈴木憲雄〕

第1節　臨床実習後に臨床実習地と関わるコツ

3. お礼の手紙の書き方

> お世話になった臨床実習先や実習指導者にお礼の手紙を書くときは，何をどう書けばいいのですか？

ワンポイント・アドバイス！
ぜひ，習うより慣れろ！の心意気で書いてみましょう。

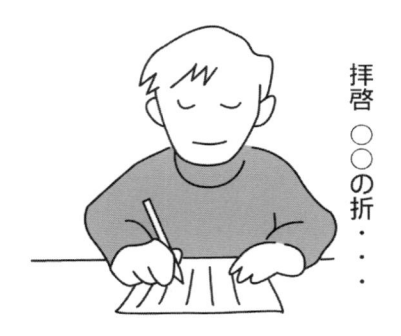

　最上級のお礼は直接会いに行って感謝の気持ちを伝えることです。しかし，実際には職員の皆さんは本当に忙しいので，時間を割いてもらうことは難しいでしょう。よって，たいていの場合，略儀ながら書面をもってお礼を伝えることとなります。

●文が下手でも心を込めて●

　手紙の具体的な内容ですが，付録5（263頁）で例示しておきましたので参照してください。ただ，手紙のマナーはすべての人に通じるものではありません。内容にはあなたのアレンジが必ず必要です。拙い文章でも誠意をもって書きましょう。「型」を押さえて何回も書いているうちに，文脈にあったお礼状が書けるようになります。また，つたない文章でも一生懸命書いてくれたお礼状は，実習指導者の心に響くものです。

●礼状の型①：手紙の枚数●

　以下では，お礼状の「型」について述べます。まずは，下書きを書きましょう。書き慣れている人はこの段階は省略します。下書きは，本番の紙の大きさと同じぐらいのものに書くと，文章の長短を修正できます。

　封書でお礼状を送る場合は，封筒の中に便箋を1枚だけ入れるのは，手紙のマナーに反します。2枚もしくはそれ以上にわたって書く必要があります。どうしても1枚になってしまうときは，白紙の便箋を2枚目に添えて畳み，封筒に入れるのがマナーになります。

●礼状の型②：黒か青のインクで縦書き●

　文章は，白い便箋か葉書に，縦書きで，黒か青のインクのペンを使って書きます。途中で失敗したら，修正液（修正テープ）は使用せず，あきらめて新しく書き直しましょう。字は略さず楷書で書きます。よく字が下手だから手紙が苦手という人がいますが，お礼状では悪筆かどうかが問題なのではなく，丁寧に書くことが大切です。

●礼状の型③：言葉遣い●

　文章は，「話し言葉」で書かず，「書き言葉」を使います。情報の伝達を正確にしようとすれば，直接会って相手の表情や声の調子などを見ながら，自分の思いを伝えようとすると思います。しかし，お礼状は文字で自分の言葉を表現することになるので，言葉には注意が必要です。友達同士で使う言葉ではなく，目上の方が読んでも失礼だと思われないような言葉を使って書いてください。

●礼状の構成●

　お礼状の文章構成というのは，一般的に決まっています。この型は，封

書の場合，①前文では時候の挨拶（拝啓　○○の候……），②本文の書き出しでは感謝の言葉，③どのようなことが勉強になったか，④今後の抱負を述べ，⑤締めに結びの挨拶（末筆ながら，皆様方のご健勝をお祈り申し上げます。　敬具）から成り立っています。

　葉書の場合は，①「前略」で始まり，②季節の挨拶を省略し，③本文に入り（内容は封書の場合と同じ），④結びの言葉（内容は封書の場合と同じ）と「草々」で締めます。

●最終チェックは声に出して読む●

　季節の語は，辞書・手紙の文例集，ワープロソフトに内蔵されているので参考にしてください。感謝の言葉は，実習指導者だけではなく，担当させていただいた患者さんや同僚・施設の方々へ，感謝の意を伝えていただくことも書くとよいでしょう。勉強になったこと・今後の抱負は，お世辞を書く必要はなく，具体的に自分が感じていることを記します。

　書き終えたら，文章を読み返し（できれば声に出して読み），便箋を丁寧に折り，封筒に入れます。

　封筒の表書きには，施設名・部署名・実習指導者の名前を記します。そしてもし可能ならば，季節にあった切手を貼ります。

●就職報告を兼ねて●

　教員はよく実習指導者から，「○○君（さん）の就職先は決まりましたか」など，その後を聞かれます。あなたが考えている以上に，実習指導者はあなたのことを気にかけています。あなたの人生の節目で，ぜひ心のこもった素敵な手紙で報告をするといいと思います。

（西野　歩）

第1節　臨床実習後に臨床実習地と関わるコツ

4．就職活動・国家試験の合否の連絡

> 就職先や国家試験の合否が決まったら，臨床実習先には連絡しなければならないのですか？

ワンポイント・アドバイス！

基本的には連絡しましょう。しかし，臨床実習中にハラスメントを受けた場合は，その限りではありません。

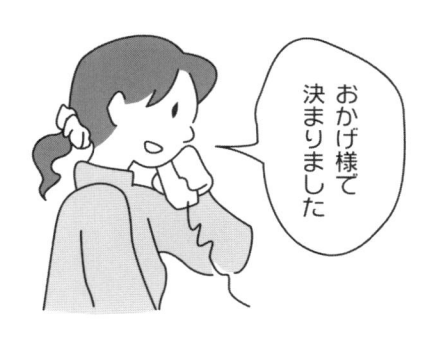

「おかげ様で決まりました」

●報告が基本●

　基本的には，臨床実習先に，就職内定や国家試験の合否を連絡してください。それが，お世話になった先生方への礼儀というものでしょう。また，作業療法士，理学療法士の業界は案外（あるいは想像どおり）狭いので，お世話になった臨床実習先にしっかり連絡しておくと，その後の仕事がやりやすくなるかもしれません。酒でも酌み交わしながら，熱い想いを語り尽くすことができれば，さらによいでしょう。

●実習指導者も試行錯誤している●

　また，実習指導者は，自分が指導した学生の動向を気にかけているものです。臨床実習は学生の一生を左右する課題であるように，実習指導者にとっても，自らの指導力，教育力，臨床力が問われる試練の場でもあるた

めです．学生はなかなか気づかないかもしれませんが，実習指導者は悩んだり，苦しんだりしながら学生を指導しているものなのですよ．

　ですから，特別な理由がない限りは，お世話になった先生方に就職内定や国家試験の合否を連絡するようにしましょう．きっと，我が事のように喜んでくれることと思います．そして，そのようにして育まれた人間関係は，学生が作業療法士，理学療法士として歩みだした後，かけがえのない財産になっていくものと思われます．

●連絡しなくてよいケース●

　それでは，どのようなときに連絡をしなくてもよいと判断できるのでしょうか．端的にいえば，臨床実習中に「ハラスメント」を受けたと感じた場合です．ハラスメントには，アカハラ，パワハラ，セクハラ，モラハラ，アルハラ，ドクハラなどがあり，実にバリエーションが豊富です．これらの共通項は，不適切な言動や行為による「人権侵害」という点です（詳細は第2章第6節）．

　臨床実習中にハラスメントを受けた場合，臨床実習後にもその相手に近づくのはお人好しを通り越してアホの極みです．そこに罠があることがわかったうえで，自分から罠にはまるようなものですからね．ですから，実習指導者から「無理やりお酒を飲まされた」「胸やお尻を触られた」「罵倒され続けた」「殴る蹴るの暴行を受けた」などの経験があるときには，国家試験の合否や就職先を伝えるという危険な行為はやめておきましょう．

●養成校にも依頼●

　学生から連絡しなくても，実習指導者が養成校に問い合わせる恐れがあるような場合には，あらかじめ教員に「実習指導者に就職先を伝えないでほしい」などと頼んでおきましょう．事情がわかれば，教員のほうも実習指導者からの問いかけに対して，「個人情報保護をうるさく言われており

まして，申し訳ございませんが私どもからお伝えすることはできません」と答えてくれるはずです。

ただし，教員のなかには，「苦労して確保した臨床実習先を失いたくない」という思いが強すぎて，実習指導者に対して過度に迎合してしまう人もいますので，その点に注意して依頼する教員は選びましょう。もし，読者が通う養成校にそうした教員しかいないようであれば，仕方がないから教員の協力はあきらめるしかありません。

そのときは，実習指導者から連絡があったときに「実習中はお世話になりました。しかし，今はちょっと取り込み中ですので失礼いたします」とか言って適当に対処してください。ただし，ケンカするのが目的ではないので，あくまでも社会人としてのマナーを守った対応を心がけましょうね。それでも，ハラスメントしてくるようであれば，迷うことなく第三者機関に相談するようにしてください。

● **特別な事情がなければ伝えよう** ●

しかし，以上のような問題がない限りは，やっぱり実習指導者には就職先や国家試験の合否を伝えておきましょう。そうした心遣いは，人生をプラスの方向に導いても，決してマイナスの影響は与えないはずですから。

（京極　真）

第2節　反省と展望

1. 医療者への適性に悩んだときの克服法

> 臨床実習終了後に，自分が医療者に向いているのかどうかわからなくなりました。どうしたらいいですか？

ワンポイント・アドバイス！

医療者は，やりがいのある職種である半面，辛いことも多いでしょう。やりがいや目的を失い，わからなくなったとしたら，進路変更も含めて考慮してもいいと思います。ただし，あと少しで目指してきた医療者になることが可能なので，医療者になってから判断してもよいかもしれません。

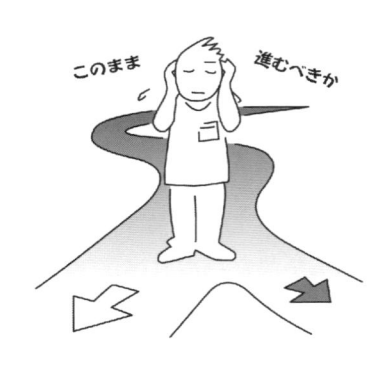

ポイントで示したように二通りの選択肢を提示したいと思います。

●実習で将来像が見える●

最初の選択肢は「臨床実習後に進路変更する」というものです。座学や学内実習だけでは理解しがたい医療者の実像というのは，たくさんあります。そのため，臨床実習に行く前には，実際の仕事のやりがいや辛さはわからないものです。しかし，臨床実習では，そういったことの一端を肌で感じることができます。つまり，医療者になったあなたの将来像が，臨床

実習を通して具体化されるといえます。その臨床実習を経験して，向いているのかどうかわからなくなったということは，もしかしたら内心は，以前から作業療法士・理学療法士に向いてないのではないか，と思っていたのかもしれませんね。

●生死は避けられない医療職●

それに，医療職種は一般的な職種と違って，少なからず人間の生死を垣間見る現場で働くことになります。したがって，他の職種と比較して，責任の重さを感じやすい職種といえるでしょう。加えて，対象となる患者さんは精神や身体に重度の障害をもった方々が多く，肉体的にも精神的にも決して楽な仕事ではありません。

●目的をなくしたら進路変更も●

したがって，自分が医療者に向いていないと思ったなら，思い切って進路変更を考えてもよいかもしれません。目的を失った状態では，過酷な臨床現場で患者さんに役立つセラピーを提供できず，迷惑をかけてしまう可能性が高いでしょう。また，私が患者であれば，目的を見失ったセラピストに担当してほしくないと感じると思います。ただし，あなた個人だけで結論を出す必要はないと思いますので，養成校の教員，お世話になった実習指導者，親友などに相談して判断してください。

●実習は誰でも辛い●

次の選択肢は，「医療者になってから判断する」というものです。これまでの話から，読者によってはもしかしたらこの選択はやや矛盾するように聞こえるかもしれません。しかし，それは決して矛盾ではない，ということを私の経験に照らし合わせて話したいと思います。

私は理学療法士です。したがって，みなさんと同じように私も学生時代

は臨床実習に行きました。臨床実習は8週間を3回，実に計24週間も行いました。そのなかには，楽しい時も辛い時もありました。また，実習指導者をブン殴ってやめようかと思った臨床実習もありました（小心者なので実際にはできませんでしたが）。

しかし，私の場合は，臨床実習を通じていろいろと悩んだ結果，理学療法士になりました。そして丸14年が経ちましたが，実のところ現在まで臨床実習で味わったような嫌な経験をしたことはありません。

一方，理学療法士になって良かったと感じたことは，何度もあります。もちろん，辛いこともたくさんありましたが，臨床実習で感じたようなものではありません。つまり，学生時代の臨床実習と医療者になってからの臨床現場は，まったく違う可能性があるということです。

●悩んでいるなら現場に出てみる●

臨床実習は，短期間で多くのことを学ばなければなりません。連日，徹夜が続くこともあります。褒められるより，怒られることのほうが多いでしょう。しかし，国家試験に合格し臨床現場に出れば，大きな責任を負う一方で，自分のペースで患者さんと学んでいくことが可能です。また，作業療法士・理学療法士になってから，はじめて臨床実習で厳しく指導された真の意味に気づくこともあります。実際，私は今では当時の実習指導者に感謝さえしています。

このように，臨床実習だけで適正を判断するのは早い側面もありますので，進路変更に踏ん切りがつかず悩んでいる人は，実際に医療者になって働き始めてから，もう一度考えてみるという選択肢も考慮してはいかがでしょうか。

（村上仁之）

第2節　反省と展望

2．試練を克服する方法

> 最終的に臨床実習が不合格になりました。今後，私はどのようにすればいいですか？

ワンポイント・アドバイス！
どうしても作業療法士・理学療法士になりたい人は，来年度の臨床実習に向けて自分自身の問題点を明確化し，修正するよう努力しましょう。

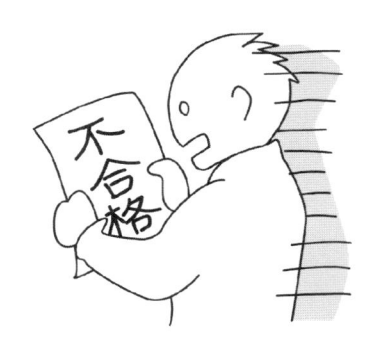

　あなたはどうしても作業療法士・理学療法士になりたいのですか？　答えが「No」の人はそのまま速やかに「退学」してください。一方，「Yes」と答えた方は，以下を読み進めてください。

●それらしくない人もいっぱいいる●

　もしかしたら，臨床実習が不合格になったあなたは，「自分は作業療法士（理学療法士）に向いていないのかもしれない」と思っているかもしれません。しかし，向き不向きの判断は，早急にしなくてもよいはずです。作業療法士・理学療法士に求められる資質や態度などは，ある程度修正できるものと考えられるためです。
　それに私はこれまで，正当な，あるいはまっとうな学生よりも，「まあこういう人が作業療法士・理学療法士になってもいいかな」と思える学生

に数多く出会ってきました。つまり，私の経験上，作業療法士・理学療法士に向いている！と思える学生は，実はそれほど多くはないのです。でも，それがダメなことだと思ったことは一度もありません。というのも，そうした学生でも作業療法学・理学療法学を学び，臨床経験を積んでいく過程で，知らず知らずのうちに立派な作業療法士・理学療法士に成長していくものだからです（そうじゃないケースもあるかもしれませんが）。

●ポジティブに考えてみる●

さて，「臨床実習不合格」という最悪の結果から再スタートを切るためには，あなたはまずこの結果をポジティブにとらえなおす必要があります。もし，この結果をネガティブなものとしてのみとらえていると，いつまでたっても先に進めなくなるためです。なので，ここはひとつ発想を変えて，「臨床実習不合格」という挫折を「他に代えがたい貴重な体験である」とポジティブに考えるようにしてみましょう。ぜひ，臨床実習不合格によってあなたが得られるメリット（たとえば，同級生が増える，学割をもう一年使えるなど）に目を向けるようにしてください。

●問題を整理する●

そのうえで，「私はどうして臨床実習が不合格になってしまったのか」を考えていく必要があります。というのも，臨床実習を合格できないタイプの学生は，実習期間中に実習指導者から再三問題点を指摘されたにもかかわらず，自らが抱える問題が何なのかを明確に認識できていないケースが目立つためです。当然のことながら，そうした学生は，自らの問題点を修正することはほとんどできません。この点をうまくクリアできなければ，来年行われるだろう臨床実習にも同じ問題が持ち込まれることとなり，学生は再び不合格になるという負のスパイラルから抜け出せなくなります（学則の規定によっては，二度目の臨床実習不合格をもらった時点で

退学させられることもあるでしょう）。そうならないためにも，まずは，あなたが不合格になった本当の理由をつかみ出すようにしてください。

●問題点をつかみだす具体的方法●

では，具体的にはどうすればいいでしょうか。理想をいえば，自分自身で反省を深め，問題の原因を取り出すことです。その際，「実習指導者の指導方法がまずかった」と考えるのではなく，「私のどこが駄目だったのか」「なぜ実習指導者の指導内容を汲み取ることができなかったのか」「私のどこをどう直せば，来年の実習で合格できるか」というように，反省の矛先を自分自身に向けるといいでしょう。

しかし，実習を不合格になった学生は，たいてい精神的に混乱しているので，自分ではうまく内省できないこともあると思います。そうした場合は，実習中にあなたをサポートしてくれた養成校教員のところに行き，実習が不合格になった理由を改めて聞いてみましょう。その際，「私の何がダメだったのですか⁉」という聞き方は，教員に「そういう反省を感じにくい態度が駄目なんだ」という印象を与えかねず，今後の教員・学生関係を考えるとあまりよくありません。ですから，たとえば「何がいけなかったのかわからないのでアドバイスをください」というように反省している雰囲気を醸し出しながら聞いてみましょう。教員は実習期間中，ずっとあなたの実習態度を見てきていますから，ある程度的確なアドバイスをくれるはずです。

もちろん，そこでもらったアドバイスは，言い訳することなく受容するようにしてください。それが，次回，「実習合格」という結果を得るための近道です。

（徳永千尋）

第2節　反省と展望

3. 作業療法士・理学療法士になるために

臨床実習後，学生がやるべきことは何ですか？

ワンポイント・アドバイス！

就職活動と国家試験対策です。最後まで気を抜かないことが大切です。

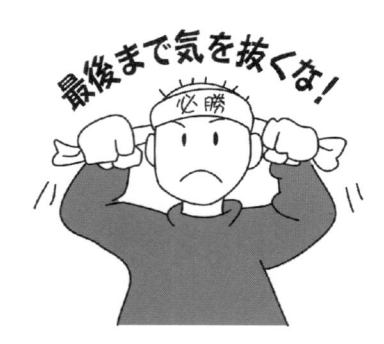

　長いようで短い実習が終了し，まずは大きな坂をひとつ登りきったという充実感に浸っているそこのあなた！　ここで安心して力を抜いてはいけません。卒業までの間に，まだまだやらねばならないことがあります。その内容は養成校によって多少異なりますが，主なものを二つ確認しておくことにしましょう。

●**就職活動**●

　卒業後，あなたは作業療法士・理学療法士として，臨床の現場で働くことになります。あなたが実習終了後やるべきことの一つめは，どこへ就職するかを決めるということです。なかにはすでに臨床実習中に就職先を決定し，就職試験を受けている方がいると思います。しかし，多くの学生は実習終了後，実習中の経験を踏まえつつ，教員や友達と相談をしながら，自分の将来をじっくりと考えたうえで就職先を決定することでしょう。

● **働きたい領域が決まっている場合** ●

　就職するにはまず，進むべき領域（たとえば，精神障害系なのか，身体障害系なのか）を決める必要があります。自分が働きたい領域が決まっている方は，求人票をどんどん読み込んで自分の希望を反映できそうな病院を見つけてください。そして，病院が見つかれば実際に病院へ見学に行き，気持ちよく働いていけそうかどうかを確認しましょう。その際，初任給などの待遇面についても説明を受けるようにしましょう。

● **働きたい領域が決まっていない場合** ●

　他方で，実習を終了してもなお，働きたい領域を決められない学生が一定数必ず存在します。あわてふためくことはありませんが，あまりのんびりしているわけにもいきません。

　ではどうすればいいでしょうか。私の就職指導の経験上，このようなタイプの学生は，就職先の領域は大雑把に決め，そのうえで求人票を熟読し，何気に目にとまった施設に見学しに行くという手段をとると案外うまくいくように思います。それでもなお就職先を決められない方は，就職するにあたり自分がこれだけはゆずれないという条件（たとえば，給料面など）を明確にするよいでしょう。その条件を踏まえて求人情報を熟読し，そのなかから一施設を選びます。そして，実際に病院見学を行い，そこの作業療法士・理学療法士としっかりお話をしましょう。

● **就職試験の準備** ●

　働きたい病院が決まれば，次に就職試験の準備を行う必要があります。昔は病院見学に行けば即採用というところもありましたが，最近は就職試験をしっかりと行う施設が増えてきています。面接や小論文を実施するところは以前からありましたが，さらに過去の国家試験問題を解かせると

いった筆記試験を実施する施設も出てきました。それなりの準備をして，就職試験に臨んでください。

●国家試験受験に向けての準備●

　さて，もう一つ大きな課題が残っています。それは最後の上り坂である国家試験に向けた準備です。最近の国家試験は難易度が上がってきています。過去問とは出題傾向が変わってきているためです。

　そのため，過去問には出題されていない知識についても勉強しておく必要があります。具体的な勉強方法ですが，まずは過去問題を丁寧に見直すという個人レベルの勉強をしっかりとやりましょう。そして，各養成校で実施される国家試験対策の講義や模擬試験も，積極的に受けるようにしましょう。もし，あなたが通う養成校で国家試験対策が実施されない場合は，予備校などで行う国家試験対策講座に出ることも検討しましょう。

　それに加えて，学生間で自主勉強会を開催することも有効かと思われます。その際，あなたが苦手な科目については，教員に助けを求めるのもよいのですが，その科目を得意とする友達と一緒に勉強会を開くことも有効です。他方，もしもあなたの得意科目があるようでしたら，教えるという立場を取りながら，自らの知識を確認するという方法を取るとよいと思われます。

　国家試験に合格すれば，いよいよプロの作業療法士・理学療法士になれます！　私たち教員一同，心より応援していますので，どうか国家試験に合格できるよう勉強に励んでください。

〔徳永千尋〕

コラム5

コンドルセ：何のために学校へ行くのか

　世界史に詳しい人なら，コンドルセの名前を聞いたことがあるでしょう。教育学を学んだことのある人なら，彼が「近代公教育の父」と呼ばれていることを，聞いたことがあるかもしれません。

　コンドルセは，フランス革命期に活躍した思想家です。非常にマルチな才能をもった人で，もともとは数学者として出発，政治家としても活躍しました。フランス革命後，山岳派（ジャコバン派）の恐怖政治に反対したことで逮捕状が出されましたが，それでもなお，人類の進歩を願って執筆を続けました。1794年，獄中で自殺。革命後の混乱期に，ひとつの偉大な知性が失われました。

　コンドルセの残した業績は数多くありますが，やはりここでは，彼の画期的な教育論について述べておく必要があるでしょう。コンドルセは今日もなお，私たちに，なぜ学校へ行く必要があるのか，きわめて説得的に語ってくれています。

　先にも述べましたように，コンドルセが活躍したのはフランス革命の時代です。ルソーについてのコラムでも述べましたが，フランス革命は，それまでの絶対王政を覆し，人民主権を手に入れるための戦いでした。

　革命後，ジャコバン派による恐怖政治，テルミドールのクーデターによるロベスピエールの処刑，そしてついにはブルボン王朝の復古王政と，フランスの第一共和政はわずか10年余りしか続きませんでしたが，しかしそれでもこの時代，万人が自由を手に入れることができるはずだという希望に，多くの人が沸き立っていました。

　コンドルセもまた，そのような希望をもち，そしてその希望を現実にするために行動した人でした。公教育の普及は，なかでも最も重要な任務でした。

　近代以前には，すべての子どもたちに開かれた公的な教育機関というものはありませんでした。貴族は，多くは家庭教師を雇って自分たちの子どもを教育していました。農民や職人の子どもは，なかなか読み書きも教えてもらえません。ただ，親の仕事や親方の仕事を見習うだけです。そんな状態が，教育のある者による教育のない者に対する不当な支配を永続化させているのだ，と，多くの革命家たちが考えました。したがってコンドルセにとって，公教育（学校教育）の役割はとても明確なものでした。それは何よりも，権利の平等を実質化することにあるのです。

　フランス人権宣言によって，それまで貴族たちの圧制に苦しんでいた人民たちは，ついに自由と平等を手に入れることができるようになりました。しかしコンドルセは言います。「人間はすべて同じ

権利を有すると宣言し、また法律が永遠の正義のこの第一原理を尊重して作られたとしていても、もし精神的能力の不平等のために、大多数の人がこの権利を十分に享受できないとしたら、有名無実にすぎなかろう」（コンドルセ著、松島鈞訳『公教育の原理』明治図書出版）

人間は自由で平等だとどれだけ言ったところで、それが実質的なものとならない限り、この宣言は「有名無実」にすぎない。学校とはまさに、この自由と平等を実質化するためのものだ。そうコンドルセは言うのです。

そのために、知識とその獲得の方法、そして品性を育成するのが、学校の役割だとコンドルセは言います。無知であることが、不正義と不平等を生んでしまう。だから、生まれに関係なくすべての子どもたちに知識を授けること、それこそが教育に求められることなのだ、と。

どうでしょうか。現代の私たちに、今なお説得力をもって訴えてくる、力強い考えとは言えないでしょうか。

現代の私たちは、多くが、なぜ学校に行かなければならないのだろう、なぜ興味もない、決められた教科を強制的に学ばされなければならないのだろう、と、考えていることと思います。しかしそもそも学校教育というものは、コンドルセが考えたように、私たち一人ひとりが、その生まれや能力の差によって他人から不当に支配されることなく、自由で平等な社会の一員として生活できるようになるために、その力を身につけさせる、そ

ういう目的をもって発明されたものなのです。日本でも、一昔前までは、漢字が読めないばっかりに契約書にサインをしてだまされたとか、学がないばっかりに、いつまでも誰かに使い捨て同然にこき使われる生き方しかできなかったとか、そういう話は日常的に聞かれたものです。だからこそコンドルセは言うのです。「公教育は、国民に対する社会の義務である」と。学がないことが理由で他人から支配されてしまう、そんな国民をつくってはならないのです。18世紀末、世界に先駆けて、フランスでこのような思想が豊かに実ったのです。

さて、とはいっても、私たちの時代の学校教育にも、やはり問題はたくさんあります。一つだけ挙げてみると、日本ではとりわけ1970年代から、子どもたちは、なぜ学校に行かなければならないのか、真剣に悩むようになりました。コンドルセにとって、学校は、自由で平等な生活を保障するため、知識を一律に与えるところでした。しかし今日、あまりに多くの知識、それも何の役に立つかもわからない、少しも興味のもてない知識をただ教え込まれることに、子どもたちはうんざりしてしまっているのです。

ここにはいろいろな要因が複雑に絡み合っているのですが、ひとつ言えることは、今日教育が、「自由と平等の実質化」の機能よりも、「社会選抜」の機能のほうを、より多く担うようになってしまっているということです。これはコンドルセも想定していなかった問題です。

収入や職業において，誰もが完全に「平等」になることはできません。したがって，決められたパイを巡って，私たちはどうしても競争する必要があります。そこで教育は，その競争の最もわかりやすい方法になります。どれだけの知識を詰め込むことができたか，その「学力」と「学歴」に応じて，社会のどの階層，どの職業に割り振られるかが決まるのです。

教育は，そもそも「自由と平等の実質化」のために構想されたはずだったのに，今やそれは，決められた知識をどれだけ大量に記憶することができるか，その学力差を競うゲームになってしまっているのです。興味のない知識を詰め込まれることに子どもたちがうんざりする気分を抱いてしまうのも，当然のことと言ってよいでしょう。

この問題をどう克服し，教育をどのように構想し直していくか，これは，現代教育学の最重要課題のひとつです。しかし私は，さしあたり次のことだけは言っておきたいと思います。

公教育が，そもそもすべての人たちが自由になれるよう，知識と教養を与えるものとして構想されたこと，この目的自体はおそらく間違っていないだろうということです。コラム1にも書いたように，私たちはどうしたって，「自由」になりたいという欲望をもっているのです。そうであるなら，「自由」になるための力を身につけなければなりません。

それは，教育によってはじめて可能になるものです。

社会というのは確かに苛酷なところだし，自分の力で生きていくというのはやはり大変なことです。だからこそ，教育はとても重要なのです。繰り返しますが，教育とは，「知識」や「技能」を得ることで各人の「自由」を実質化する営みです。

皆さんのなかには，学校で作業療法学，理学療法学の知識を詰め込まれ，辛い思いをした人もいるかもしれません。どうして学校に行かなければならないのかと，悩んだ人も少なくないと思います。しかし，それは社会で自由に生き抜く力をつけるためだったのだと言われれば，何となくそんな気もしてきませんか？ 皆さんが臨床実習で，作業療法士・理学療法士の卵として患者さんの前に立つことができるのは，なんだかんだ言っても学校教育のおかげなのです。

同じように，これから皆さんは，臨床実習で辛い思いをして，どうしてこんなことをしなければならないのかと悩んでしまうこともあるかもしれません。しかしその苦労もやはり，やがて作業療法士・理学療法士になることで，この社会で豊かに生きていける，そのための重要な経験なのです。そのことを，どうぞ忘れずにがんばってください（もちろん辛い経験より，楽しく実りある経験になることを願っていますけれど）。

（苫野一徳）

コラム 6

デューイ：なすことによって学ぶ

　本コラム最後の登場人物は，現代教育に最も影響を与えた20世紀アメリカの哲学者，デューイです。

　乱暴に言ってしまうと，デューイ以前の19世紀までの学校教育は，基本的に「詰め込み」教育でした。大量の知識を，大量の生徒たちに一斉に，最も効率よく教え込むにはどうすればよいか，ということが，教授法の関心事でした。

　そうした教育が行われていたのには，さまざまな背景があります。たとえば，コンドルセについてのコラムでも述べたように，そもそも公教育とは，すべての子どもたちに同等の知識を身につけさせることで，不当な支配関係をなくすことを目的にしていました。ですから，皆に同じことを一斉に教えるというのも，ある意味では当然の方法だったわけです。

　ところが，この方法は，現代の私たちにもよく理解できるように，学ぶ「動機」や「楽しさ」をなかなか与えてくれないものです。こうした「大量生産型」の教育には，当時から多くの批判者がありました。デューイは，そのなかでも最も説得力ある理論を唱えた，「新教育」の旗手でした。その理論は，一般に「経験主義」と呼ばれます。

　デューイは言います。われわれ人間というものは，いつも常に，経験によって学ぶ存在である，と。人類が築き上げてきた膨大な「知識」は，すべて，人類の「経験」を通して得られたものです。生きるうえで何か問題にぶち当たり，それを解決するために探究し，使える知識を獲得してきたわけです。寒さをしのいだり料理をしたりするために，火のおこし方を学び，作物を育てるために天体の動きを観測したりしたわけです。人間の学習は，いつでも生活経験に密着しているものなのです。

　ところが学校での学習はどうでしょう。私たちは，決められた時間に決められた教科，決められた内容を学びます。それが私たちの生活経験に，一体どんなふうに役に立つのかもわからないまま。

　これは本末転倒だ，と，デューイは言うのです。まず最初に，教えられるべき教科や教材があるのではない，最初にあるのは，一人ひとりの子どもたちの，生活経験なのだ，と。生活経験に必要な知識なら，子どもたちは主体的に学んでいく。そしてこの生活経験の拡大に伴ってより複雑化する知識だって，子どもたちはそれが経験に根差しているなら，ちゃんと主体的に学んでいくことができる。そうデューイは言うのです。

　こうしたデューイの考えのいわば合言葉が，「なすことによって学ぶ」（learning by doing）と言われるものです。自分で行動して得た知識というのは，しっ

かり身についてそう忘れるものではありません。これは言われてみれば当たり前のことですが，学校教育では長い間見落とされてきたことだったのです。

さて，「なすことによって学ぶ」といえば，皆さんがこれから経験する臨床実習は，文字どおり「なすことによって学ぶ」機会です。この経験から得られたものは，皆さんのこれからの人生の大きな糧となるはずです。それは机上の勉強では得られない，それぞれの患者さんに適した評価や治療をどう行うかという，生きた知恵であるでしょう。

そこで，この「なすことによって学ぶ」際に心がけておくとよいことを，経験主義の哲学者デューイから少し学んでおきましょう。

デューイは，ただやみくもに行動せよと言っているのではありません。私たちはそこから「学ぶ」ことが重要なわけですから，どうすれば効果的に学ぶことができるか，ある程度自覚的になっておいたほうがよいはずです。

デューイによれば，「なすことによって学ぶ」その過程は，次のように進みます。

(1) ある困惑や混乱といった，問題状況が訪れる。
(2) その問題状況がいったいどういうものであるかを見極める。
(3) 問題状況の要因などについての分析や，さまざまな情報を入手する。
(4) 問題解決のための仮説を立てる。
(5) 仮説を実行し，問題を解決する。

これも言われてみれば当たり前のことですが，このプロセスを自覚しておくと，やみくもに行動するよりも，よりしっかりと生きた知恵が刻み込まれるはずです。

たとえば，実習中，先生方との関係がどうもしっくりしないというある「困惑」や「混乱」があったとします。このとき，「不合格になったらどうしよう」とか，「知ったことか」とか思わずに，デューイ的にいえば，その問題状況の要因を分析してみることが大切です。患者さんたちとの関係は良好なのに，とか，別に生意気な態度を示しているわけではないのだけれど，とか，さまざまな情報を総合して考えます。その結果，たとえば実習指導者から得たフィードバックの内容を，翌日のレポートにうまく反映できていないからかもしれない，といった「仮説」が得られるかもしれません。そういうときには，じゃあ次回のレポートはフィードバックの内容を中心にまとめてみよう，といった解決策を考え，それを実行して問題解決を図るという行動に出ることができるようになります。

以上は，私たちが普段やっていることを，改めて自覚的に取り出してみただけのことです。しかしこうした問題解決の方法に自覚的であることが，「なすことによって学ぶ」際に大切なことです。

本書も，そうした皆さんの問題解決の際の手がかりになるようにと編まれたものです。実習中，皆さんは予期せぬさまざまな問題に出会うかもしれません。そ

のとき，その要因は何なのか，そしてそれを解決するにはどうすればいいのか，本書を開きながらじっくり熟慮すれば，きっとよい解決策が見つかるはずです。

本コラムでは，本書全体がきわめて具体的な問題解決の方法を示しているのに対して，いわば人間存在それ自体が，根本的にどのようなもので，そしてどのように生きられれば「幸福」なのか，という観点から，さまざまな哲学者の考えをご紹介してきました。コラムの最後として，全体をまとめつつ，おさらいしておきたいと思います。

デューイが言うように，私たちはいつでも経験を通して学んでいます。さまざまな問題を，試行錯誤しながら，少しずつ知恵を蓄え，解決しています。その「知恵」を，私たちはこれまでにいくつか学んできました。

プラトンによれば，私たちが「生きる」ことを考えるとき，何より大切なのは，「善」とは何かを考えることでした。私たちはどのような生き方を「よい」と思うのか。これを考え抜くことで，私たちの生き方はある程度決まってきます。皆さんのなかにも，たとえば，「人の役に立つこと」を「よい」と思ったから，作業療法士・理学療法士を志した，という人がいるでしょう。私たちにとって何が「よい」ことか，自分や友人たちと対話して見出すことは，とても重要です。

ルソーによれば，しかしそうやって「よい」生き方をしたくても，そのためにはそうした欲望と能力のギャップをなくさなければ，決してその「よい」生き方を実現できないのでした。

だからこそ，コンドルセが言うように，私たちは，教育によってさまざまな知識・技能を獲得する必要があります。皆さんがこれまで受けてきた学校教育も，これからの臨床実習も，そのためのものとして考えることができます。

また，ヘーゲルによれば，こうした「よい」生き方の実現こそが，「自由」の実現にほかなりません。どうすれば最も「自由」になれるだろうか。それは，自分に固執することなく，いつでも他者へと開かれていることにありました。もちろんそれはとても難しいことです。時には自分の殻に閉じこもりたくなることもあるでしょう。ヘーゲルも，別に，いつでも絶対に他者に開いていなさいなどとは言っていません。

このコラムには登場しませんでしたが，ニーチェという哲学者も，「愛せない場合は通り過ぎよ」と言っています。無理に相手に開くことで苦しむのなら，別にそうする必要もないでしょう。でもただ，十全な自由は，他者へと開かれているところに，そしてその他者との何らかの了解関係が達成できたところに実感できるということ，このことを，心の片隅にでも留めておいていただければと思います。

皆さんの，実り豊かな実習生活を願っています。私たちは，いつでも「なすことによって学ぶ」のです。

(苫野一徳)

付録1 事前に実習指導者へ電話をかけるときのフローチャート

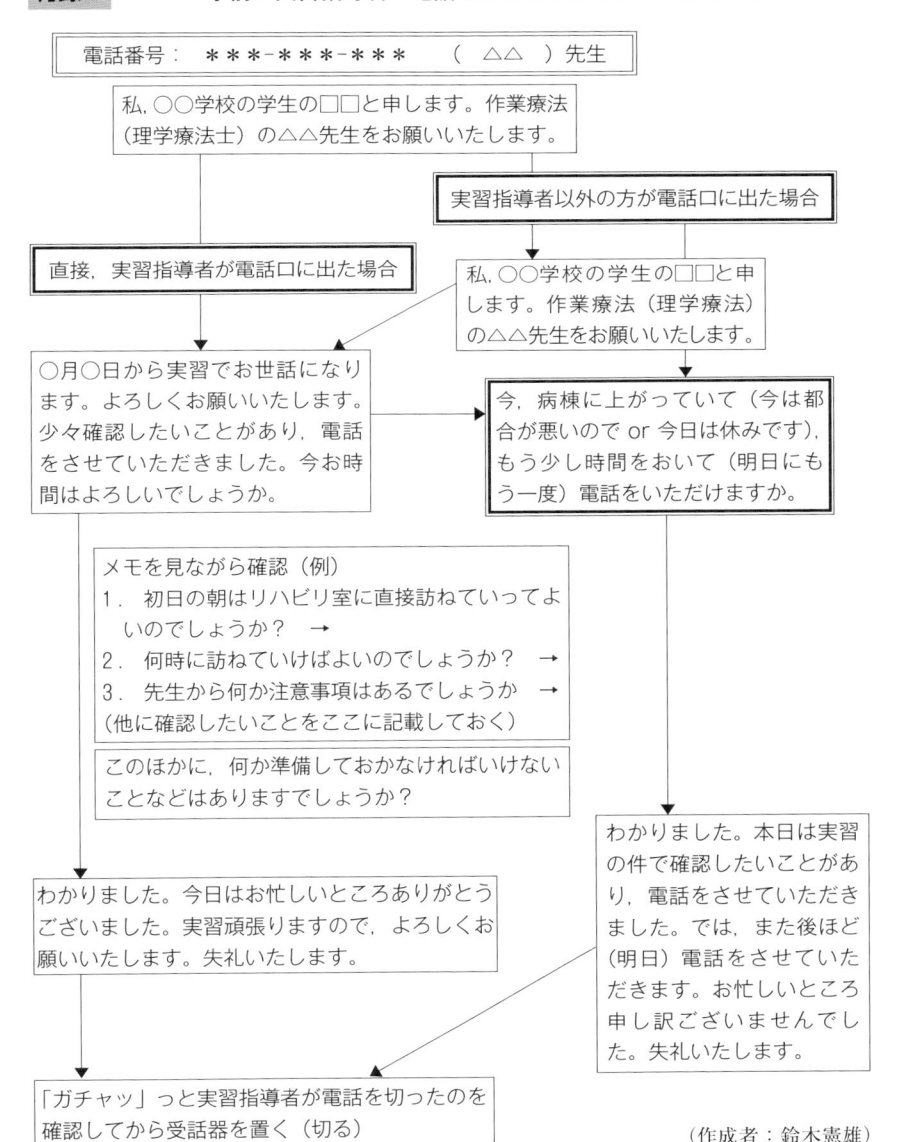

電話番号：＊＊＊-＊＊＊-＊＊＊ （△△）先生

私，○○学校の学生の□□と申します。作業療法（理学療法士）の△△先生をお願いいたします。

直接，実習指導者が電話口に出た場合

実習指導者以外の方が電話口に出た場合

私，○○学校の学生の□□と申します。作業療法（理学療法）の△△先生をお願いいたします。

○月○日から実習でお世話になります。よろしくお願いいたします。少々確認したいことがあり，電話をさせていただきました。今お時間はよろしいでしょうか。

今，病棟に上がっていて（今は都合が悪いので or 今日は休みです），もう少し時間をおいて（明日にもう一度）電話をいただけますか。

メモを見ながら確認（例）
1. 初日の朝はリハビリ室に直接訪ねていってよいのでしょうか？　→
2. 何時に訪ねていけばよいのでしょうか？　→
3. 先生から何か注意事項はあるでしょうか　→
（他に確認したいことをここに記載しておく）

このほかに，何か準備しておかなければいけないことなどはありますでしょうか？

わかりました。今日はお忙しいところありがとうございました。実習頑張りますので，よろしくお願いいたします。失礼いたします。

わかりました。本日は実習の件で確認したいことがあり，電話をさせていただきました。では，また後ほど（明日）電話をさせていただきます。お忙しいところ申し訳ございませんでした。失礼いたします。

「ガチャッ」っと実習指導者が電話を切ったのを確認してから受話器を置く（切る）

（作成者：鈴木憲雄）

付録2　　　　　　　　　臨床実習「前日」チェックリスト

内　容		チェック項目
身だしなみ		実習中に着用する衣服（白衣・ジャージ・ポロシャツ）は用意できましたか
		実習中に着用する靴は用意できましたか
		患者さん，スタッフに不快感を与えないような髪形（髪の毛の長さ，色，ヘアスタイル）ですか
		患者さん，スタッフに不快感を与えない服装，靴ですか
		実習中に着用する衣服（白衣・ジャージ・ポロシャツ），靴は清潔ですか
		実習施設に通うための衣服や靴は用意できましたか
		マニキュアは落としましたか
		爪を切りましたか
		アクセサリー類（ピアスや指輪など）は外しましたか
		髭はそりましたか
持ち物		ネームプレートは用意できましたか
		臨床実習中に使用する筆記用具は鞄に入れましたか
		すぐにでも役立ちそうな資料は鞄に入れましたか
		臨床実習施設から持参するように言われた物品（コップ・箸・昼食券購入用の現金・予防接種確認書類など）は鞄に入れましたか
		宿泊の場合は，必要な荷物は送りましたか
		定期券・お財布・携帯電話は鞄に入れましたか
確認事項		実習指導者の名前はわかりますか
		臨床実習初日に提出するよう指示のあった課題などは用意できましたか
		居住地から病院（施設）へのアクセス方法は確認済みですか
		予定の30分前には現地に到着できるようなアクセス方法ですか
		定期券は購入しましたか
		何時にどこへ誰を訪ねるのか確認しましたか
		保険証あるいはそのコピーを用意しましたか
		当日，実習指導者やスタッフ向けの短めの自己紹介を考えましたか
		宿舎への入室手続きは確認できていますか
		プリンターのインクの予備はありますか
		実習施設名・電話番号を携帯電話に登録しましたか
		養成校の電話番号を携帯電話に登録しましたか
寝る前に		目覚まし時計は確実にセットしましたか
Memo		

（作成者：京極　真，鈴木憲雄）

付録3　　臨床実習「初日朝」チェックリスト

内　容	チェック項目
栄養補給	朝食は食べましたか？
体調管理	心身に不調はありませんか？
持ち物	ネームプレートは用意できましたか？
	臨床実習中に使用する筆記用具は鞄に入れましたか？
	すぐにでも役立ちそうな資料は鞄に入れましたか？
	臨床実習施設から持参するように言われた物品（コップ・箸・昼食券購入用の現金・予防接種確認書類など）は鞄に入れましたか？
	臨床実習初日に提出するよう指示のあった課題などは鞄に入れましたか？
	定期券・お財布・携帯電話は鞄に入れましたか？
身だしなみ	患者さん，先生方に不快感を与えないような髪形（髪の毛の長さ，色，ヘアスタイル）ですか？
	患者さん，先生方に不快感を与えない服装，靴ですか？
	実習中に着用する衣服（白衣・ジャージ・ポロシャツ），靴は鞄に入れましたか？
	病院（施設）に通うための衣服，靴に手ぬかりはありませんか？
	マニキュアは落ちてますか？
	爪を切れていますか？
	ピアスや指輪などのアクセサリー類は外しましたか？
	髭はそりましたか？
報　告	養成校教員に「行ってきます！」の連絡をしましたか？
印　象	鏡に映るあなたは素敵ですか？
Memo	

（作成者：京極　真，鈴木憲雄）

付録4　　　　　　　　臨床実習「最終日」チェックリスト

内　容	チェック項目
引 継 ぎ	担当患者さんの治療方針などの引き継ぎは終えましたか？
返　却	病院（施設）から借りた備品（ロッカーのカギや文献など）は返却しましたか？
支 払 い	病院（施設）へ支払うお金（昼食代など）の清算は済みましたか？
レポート・書類	学校に提出する成績表，レポートなどは受け取りましたか？
挨　拶	お世話になった担当患者さんやご家族への挨拶は行いましたか？
	お世話になった実習指導者への挨拶は行いましたか？
	お世話になった他の先生方への挨拶は行いましたか？
整理整頓	使用した部屋や物品の片づけは行いましたか？
	病院（施設）の近隣で宿泊した学生は部屋の片づけを終えましたか？
	病院（施設）の近隣で宿泊した学生は荷物の宅配を手配しましたか？
報　告	養成校教員に「臨床実習が終わりました」という報告をしましたか？
Memo	

（作成者：京極　真，鈴木憲雄）

付録5　実習先へのお礼の手紙の文例

> 施設名ならびに名前は省略せず，正式名称を記します。

▲▲病院
○○先生

拝啓
　○○の候となりましたが、○○先生には益々ご健勝のこととお喜び申し上げます。過日、実習でお世話になりました、○○大学（または○○専門学校）作業療法学科（または理学療法学科）四年の実習花子です。
　○○先生をはじめ、患者様、リハビリテーション科スタッフの皆様、職員の皆様のおかげで無事臨床実習を終えることができ、心より感謝しております。特に○○先生には、お忙しいなか、たくさんの時間を割いていただき、ご指導いただきました。プログラムの立て方がわからず、何度も質問をいたしましたが、なんとか患者様に作業療法（または理学療法）を実施できたのは、諦めずに教えてくださった先生のおかげだと思います。ありがとうございました。
　臨床実習では、患者さんのしたいと思っていることをどうにか実現したいと考えていましたが、とても大変でした。患者の☆☆さんは、車に乗りたいとおっしゃっていましたが、到底無理のように思い、どのように介入していいか分かりませんでした。しかし、○○先生のご指導を受けるに従い、出来るかもしれない、そのためには患者さんの気持ちだけではなく、評価や介入をどうやればいいのかを順序だてて考えればいいのだ、と少し分かったように思いました。実習最終日には、患者の☆☆さんに逆に励ましていただき、作業療法士（理学療法士）のやりがいを分かった気がしました。
　今後ともご指導、ご鞭撻を賜りますよう、よろしくお願い申し上げます。また、患者様、スタッフの皆様、職員の皆様にもどうぞよろしくお伝えください。

敬具

平成○○年○月○日

○○大学（または○○専門学校）
作業療法学科（または理学療法学科）
実習花子

> 「私」を主語とするときは行尾から書くときもあります。実習指導者の名前が行末に来ることは避け，その場合は行頭に書きます。

（作成者：西野 歩）

あとがき

　私が経験した臨床実習施設は，すべてが宿泊を伴う遠隔地でした。今のようにインターネットが普及していたわけではありません。ですから，養成校の教員から渡されたわずかの情報だけが頼り，という状況でした。しかし実際は，その情報を頼りにしていたという記憶はほとんどありません。臨床実習そのものに対する不安と同時に，実習期間をどのように生き抜くかという生活に対する心配があったと思うのですが，「まずは現地に行ってみなければ，何もわからない」と思っていたのかもしれません。もっといえば，「どうにかなる」と思っていたのかもしれません。

　あれから20年を過ぎた今，私は教員という立場で学生たちを見つめています。あり余るほどの情報が行き交い，学生たちはその情報に躍らされます。いよいよ来週から実習が始まるというときは，「あれが心配，これが心配」「あの情報は本当なんですか」「どうしたらよいのでしょうか」と，何かにつけて教員室に出入りする学生たちが増えます。その話の内容は，不安や疑問に思って当然の内容もありますが，逆にほんの些細なことであったり，心配してもしょうがないことであることも少なくありません。

　そんな不安や疑問が生じたときに，「どうにかなる」あるいは「どうにかしよう」というように問題に対峙することをせずに，その不安や疑問に対する回答を直接教員に求めてきます。もちろん相談に来る学生たちの顔は真剣そのものです。もしかすると，「大丈夫だからしっかりやっておいで」と，ポンと背中に「大丈夫印のハンコ」を押してほしいのかもしれません。しかも，その不安・疑問が解消されないことで，臨床実習中に能力を発揮できず，実習がうまくいかないとなると，これは大きな問題です。「その程度の不安や疑問がなんだ。気合だぁ」と見過ごすわけにはいきま

せん。その不安や疑問を少しでも減らすことができれば，本来の実習をさらに充実したものにできるのかもしれません。

　本書の質問項目は，作業療法士・理学療法士を目指している学生が，臨床実習に取り組むにあたり，実際に不安・疑問に思っていることを題材として取り上げています。この不安や疑問は，実習指導者の耳にはなかなか届くことのない学生たちの生の声であり，この声に対して本書では，教育経験の豊富な作業療法士・理学療法士が解決策や対応について，できるだけ具体的に丁寧に回答しています。本書は，各著者の知識や経験に基づくアドバイスを最大限に尊重する編集方針をとりました。

　もし読者が学生であれば，その回答が自分の不安・疑問の解消に役立つものとなるでしょう。また実習指導者が読者であれば，学生たちはこのような不安・疑問を抱きながら臨床実習に取り組んでいるということがわかり，その回答を参考に対策を講じることで，より充実した実習を組み立てる手助けとなるでしょう。

　作業療法士・理学療法士になるためには，臨床実習は省略することのできない教育プログラムです。学習する側も指導する側も，充実した実習の実現に向けて努力する必要があります。本書が学生と実習指導者との間に，これまでにない新しい接点をつくりだすことになるでしょう。

　最後になりましたが，臨床実習の不安・疑問に関する生の声を聞かせてくれた学生の皆さんに，この場を借りてお礼を申し上げます。また，本書の企画を提案し，出版まであらゆる側面でサポートしてくださった誠信書房の中澤美穂さんに，心より感謝いたします。

2008年12月

編著者　鈴木　憲雄

■**執筆者紹介**（50音順）

石井孝弘（いしい　たかひろ）
　執筆項目：第1章（第1節1，第2節1），第2章（第2節8・14，第3節2，
　　　　　　第4節3）
　現在：帝京科学大学医療科学部作業療法学科教授，作業療法士

香川真二（かがわ　しんじ）
　執筆項目：第2章（第2節1・3・4・11，第3節3・8，第4節11）
　現在：特定非営利活動法人リハケア神戸理事長，理学療法士

京極　真（きょうごく　まこと）
　執筆項目：第1章（第1節3，第3節3），第2章（第1節2，第2節12，
　　　　　　第3節5，第4節2，第5節1），第3章（第1節4），付録2・3・4
　〈編著者紹介参照〉

河野達哉（こうの　たつや）
　執筆項目：第1章（第3節8），第2章（第2節13，第3節1，第5節4，
　　　　　　第6節3・4），第3章（第1節1）
　現在：専門学校社会医学技術学院作業療法学科専任教員，作業療法士

鈴木憲雄（すずき　のりお）
　執筆項目：第1章（第2節2），第2章（第1節3，第2節10，第3節11，
　　　　　　第4節9・10，第7節2），第3章（第1節2），付録1・2・3・4
　〈編著者紹介参照〉

田中義行（たなか　よしゆき）
　執筆項目：第2章（第2節2・5，第3節7・9・10，第4節5，第5節6，
　　　　　　第7節1）
　現在：株式会社大起エンゼルプラン，理学療法士
　　　　一般社団法人日本介護技術協会理事

徳永千尋（とくなが　ちひろ）
　執筆項目：第1章（第1節2），第2章（第1節1，第2節15，第6節5，
　　　　　　第7節3），第3章（第2節2・3）
　現在：日本医療科学大学保健医療学部リハビリテーション学科教授，作業療法士

苫野一徳（とまの　いっとく）
　執筆項目：コラム（1・2・3・4・5・6）
　現在：熊本大学講師

西野　歩（にしの　あゆみ）
　執筆項目：第1章（第3節5・7），第2章（第3節12，第6節1・2），
　　　　　　第3章（第1節3），付録5
　現在：専門学校社会医学技術学院作業療法学科主任教員，作業療法士

水上直紀（みずかみ　なおき）
　執筆項目：第1章（第3節6・9），第2章（第4節1・4・6・7・12）
　現在：介護老人保健施設　ケアセンター池田の街，作業療法士

村上仁之（むらかみ　よしゆき）
　執筆項目：第1章（第3節1・2・4），第2章（第2節9，第4節8，
　　　　　　第5節3，第7節4・5），第3章（第2節1）
　現在：姫路獨協大学医療保健学部理学療法学科准教授，理学療法士

森岡　周（もりおか　しゅう）
　執筆項目：第2章（第2節6・7，第3節4・6，第5節2・5・7）
　現在：畿央大学大学院健康科学研究科主任教授，理学療法士

本文イラスト：一住香里（いすみ　かおり）

■編著者紹介

京極　真（きょうごく　まこと）
首都大学東京大学院人間健康科学研究科博士後期課程修了
現　　在：吉備国際大学大学院保健科学研究科准教授，作業療法士
編著書：『信念対立の克服をどう考えるか　構造構成主義研究2』（共編著）北大路書房　2008，『現代思想のレボリューション　構造構成主義研究1』（共編著）北大路書房　2007，『エマージェンス人間科学——理論・方法・実践とその間から』（共編）北大路書房　2007，ほか
共　　訳：キールホフナー，G.『人間作業モデル——理論と実践（改訂第三版）』（共訳）協同医書出版社　2007

鈴木憲雄（すずき　のりお）
首都大学東京大学院保健科学研究科修士課程修了
現　　在：昭和大学保健医療学部作業療法学科講師，作業療法士
共　　訳：キールホフナー，G.『人間作業モデル——理論と実践（改訂第三版）』（共訳）協同医書出版社　2007

作業療法士・理学療法士臨床実習ガイドブック

2009年2月25日　第1刷発行
2015年4月20日　第5刷発行

編著者	京極　　真
	鈴木　憲雄
発行者	柴田　敏樹
印刷者	田中　雅博

発行所　株式会社　誠信書房

〒112-0012　東京都文京区大塚3-20-6
電話　03（3946）5666
http://www.seishinshobo.co.jp/

創栄図書印刷　協栄製本　　落丁・乱丁本はお取り替えいたします
検印省略　　　　　　　　無断で本書の一部または全部の複写・複製を禁じます
Ⓒ Makoto Kyogoku & Norio Suzuki, 2009　　　　Printed in Japan
ISBN978-4-414-80203-0 C3047

知っておきたい
精神医学の基礎知識 [第2版]
サイコロジストとメディカルスタッフのために

上島国利・上別府圭子・平島奈津子編

医療，保健，福祉の臨床現場で働くサイコロジストやメディカルスタッフに必要な精神医学の基礎知識を，コンパクトにわかりやすくまとめたガイドブック。精神疾患はもちろん，診断学，症状学，治療法，処方薬の効能や禁忌，関連法と制度やチーム医療のあり方など，「これだけはぜひ知っておきたい基礎知識」を網羅している。

目次
第Ⅰ章　精神医学を理解するための基礎知識
　1　精神医学の概念
　2　精神医学の歴史
　3　患者の人権と倫理
　4　精神障害の成因と分類/他
第Ⅱ章　精神科診断学の基礎知識
　1　精神科診断の進め方
　2　理化学的検査
　3　心理検査/他
第Ⅲ章　精神科症状学の基礎知識
　1　精神症状の把握の仕方
　2　疎通性と病識
　3　主な精神症状/他
第Ⅳ章　精神疾患の基礎知識
　1　統合失調症
　2　妄想性障害
　3　感情障害
　4　器質性・症状性精神障害
　5　てんかん/他
第Ⅴ章　精神科治療の基礎知識
　1　心理療法
　2　薬物療法
　3　その他の生物学的治療
　4　精神科心理社会的療法/他
第Ⅵ章　精神科関連の法と制度の基礎知識
　1　精神保健福祉法
　2　麻薬及び向精神薬取締法
　3　覚せい剤取締法/他
第Ⅶ章　臨床心理学と精神医学との接点
　1　精神医学の関連領域
　2　サイコロジストと精神医との連携
　3　精神科チーム医療
　4　精神科チーム医療のなかでの臨床心理士の仕事

A5判並製　定価(本体3900円+税)

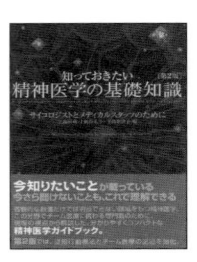

医療関係者のための信念対立解明アプローチ
コミュニケーション・スキル入門

京極 真著

医療関係者であれば，一度は体験する信念対立。本書は，自己の信念を疑うことなく強硬に主張する当事者同士の不毛な争いを，軽減・解決へ導くための方法論を開示する。医療関係者のための，ポジティブで仕事のしやすい職場を再生するための書。

主要目次
第Ⅰ部 理論編
　講義1 信念対立とはどんな問題？
　講義2 構造構成学とは何か
　講義4 人間とは何か／他
第Ⅱ部 技法論編
　講義6 解明師の「構え」をつくる
　講義7 信念対立解明アプローチに通底するコミュニケーション・スキル／他
第Ⅲ部 仕上げ編
　講義13 解明術スキルアップ・トレーニング
　講義14 信念対立解明アプローチとは何か／他

A5判上製　定価(本体3500円+税)

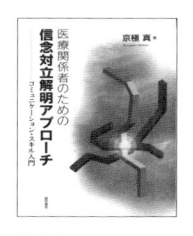

医療関係者のためのトラブル対応術
信念対立解明アプローチ

京極 真著

信念対立解明アプローチの第2弾。現場で頻出の相談ケースを取り上げ解明手法を示す。医療領域別の研究動向や理論構造にも言及。

主要目次
第1章 信念対立よろず相談——解明アプローチはこうやって使う
　1 方法だけでなく状況と目的も共有しておこう——32歳、看護師、回復期リハビリテーション病棟
　2 一番大事なことは心楽しく生きること——55歳、看護師、内科
　3 権力の成立に協力をしない——40歳、理学療法士、整形外科／他
第2章 信念対立研究の動向
　1 現代社会の不調
　2 信念対立研究の胎動／他
第3章 信念対立解明アプローチのエッセンス——解明条件論を中心に
　1 信念対立の解明が成立する三つの条件
　2 解明条件の論拠／他

A5判並製　定価(本体2000円+税)

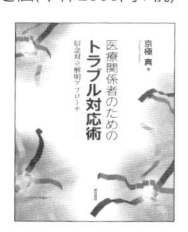

作業療法士のための
非構成的評価トレーニングブック
4条件メソッド

ISBN978-4-414-80204-7

京極 真著

作業療法分野で初めて開発された，非構成的評価の「記述力」と「吟味力」を格段に向上させる画期的技術の紹介。4つの条件を当てはめることで，学生からベテランOTまで，確実に非構成的評価力が身につくトレーニングメニュー付き。構成的評価のみに頼りがちな現状を超えるための方法論的基盤を，多くの課題を通して完全独習できる。

目 次

特講1日目　今なぜ非構成的評価なのか
1　万物流転の原理
2　「変化」は作業療法評価でとらえる
3　変化は「比較」によって明らかになる
4　多くの人が納得できるように変化(効果)を示すことが重要
5　作業療法評価には構成的評価と非構成的評価がある
6　構成的評価と非構成的評価はヒエラルキー関係にある
7　ヒエラルキーは作業療法士の中に内面化される
8　それでもみんな非構成的評価を使っている
9　作業療法評価のヒエラルキーは作業療法にデメリットを与える
10　非構成的評価は記述のされ方に問題がある
11　ポイントは「発想の逆転」
12　今なぜ非構成的評価なのか

特講2日目　4条件メソッドとは何か
1　非構成的評価によってクライエントの変化とらえた評価結果と認められる四つの条件
2　4条件メソッドの基礎
3　4条件メソッドとは何か
4　疑問に答える

特講3日目　4条件吟味法のトレーニングメニュー
1　トレーニングメニューの使い方
2　トレーニングメニュー
3　トレーニングを終えた後にすること

特講4日目　4条件記述法のトレーニングメニュー
1　トレーニングメニューの使い方
2　トレーニングメニュー
3　トレーニングを終えた後にすること

付録　非構成的評価の参考文献と体表的な構成的評価

B5判並製　定価(本体2700円+税)

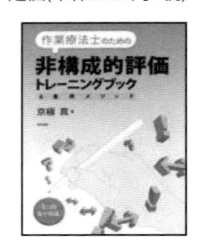